LE MASSAGE

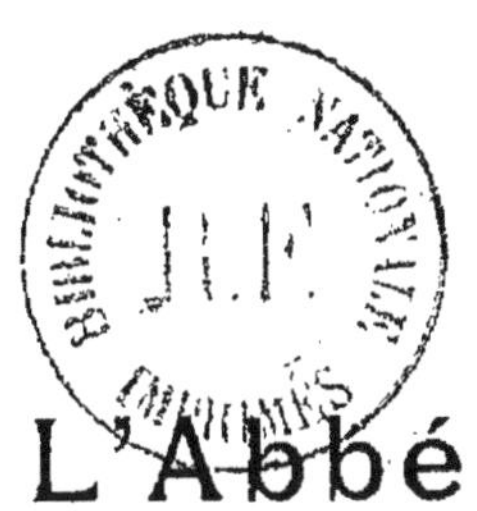

PAR

L'Abbé MEIGNIEN

Curé de Mesnil-en-Xaintois (Vosges)

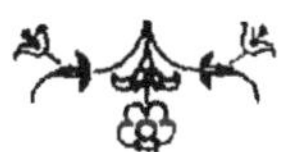

SE TROUVE CHEZ L'AUTEUR

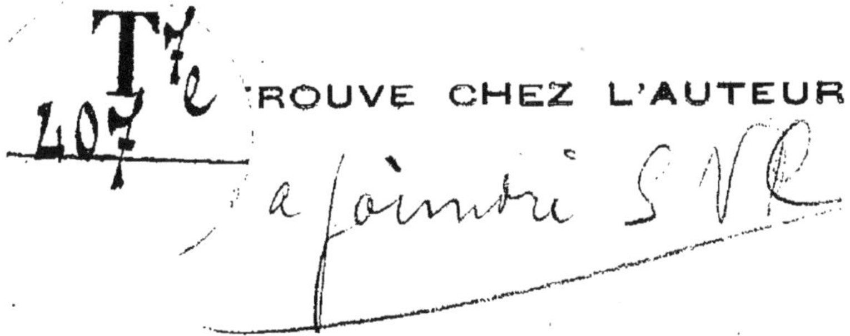

LE MASSAGE

PAR

L'Abbé MEIGNIEN

Curé de Mesnil-en-Xaintois (Vosges)

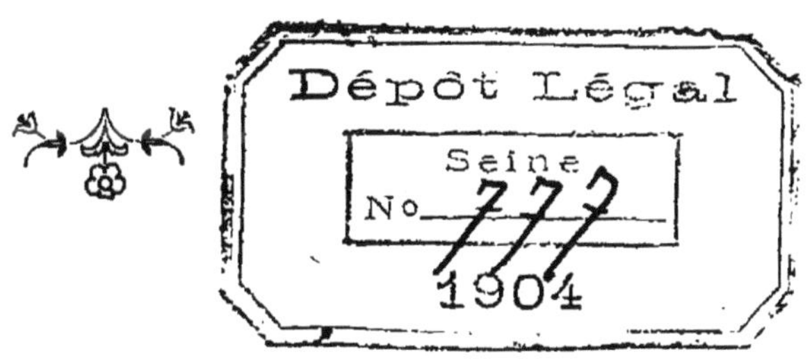

SE TROUVE CHEZ L'AUTEUR

L'ŒUVRE D'UN CURÉ DE CAMPAGNE

M. l'abbé Meignien, curé de Ménil-en-Xaintois, n'est pas un inconnu pour le grand public. Il a fondé une œuvre admirable qu'on a pu, sans exagération, appeler l'Oberammergau français.

L'humble prêtre des Vosges, voulant glorifier la vierge lorraine, entretenir et raviver dans son peuple le feu sacré du patriotisme, réunit un jour ses paysans et leur dit : « Nous sommes les compatriotes de Jeanne d'Arc, la plus pure gloire française. Voulez-vous que nous fassions revivre ici son admirable épopée? »

Ces braves gens, courbés toute l'année sur la terre, comprirent d'abord difficilement le projet de leur pasteur. Mais celui-ci fut si éloquent, si persuasif; il sut si bien toucher les cœurs en faisant appel aux plus nobles sentiments qu'en peu de temps le projet était adopté et recevait un commencement d'exécution.

Les paysans devinrent acteurs. Les loisirs que leur laissait la culture des champs furent employés à apprendre et à répéter la vie de Jeanne d'Arc, adaptée au théâtre par un auteur qui a voulu rester anonyme. Serais-je indiscret en révélant que c'est un de nos prélats les plus vénérés? C'était une entreprise gigantesque que de former ces illettrés, de les imprégner de la vie de leur héroïne, de faire revivre en eux la Pucelle, ses compagnes, Charles VII, sa cour, ses capitaines.

Par son tact, son inlassable énergie, son ardent patriotisme, sa piété profonde, l'abbé Meignien a triomphé de toutes les difficultés.

Les mystères de Jeanne d'Arc de Ménil-en-Xaintois font aujourd'hui les délices, non seulement des baigneurs de Vittel, Contrexéville, Martigny-les-Bains, Gérardmer, mais de tous les Français qui accomplissent le pèlerinage de Domremy.

Le *Gaulois*, la *Croix*, l'*Illustration* et des centaines d'autres journaux de France et même de l'étranger leur ont consacré des articles si élogieux, que c'est merveille que les acteurs aient continué de rester de simples paysans, ne tirant nulle vanité et nul bénéfice de ce qu'ils accomplissent comme une œuvre pieuse et patriotique.

Mais quel rapport, me direz-vous, ont les mystères de Jeanne d'Arc avec un opuscule sur le *Massage?*

Un lien intime et direct. Le curé de Ménil-en-Xaintois n'a pas seulement contribué à la culture intellectuelle et morale de ses paroissiens en faisant d'eux les dignes chantres de la plus belle page de notre histoire; il a été, pendant vingt-cinq ans, la providence matérielle de ses ouailles.

Il y a des malades comme partout dans ce petit coin des Vosges, mais les médecins les plus proches sont à une quinzaine de kilomètres. Est-il nécessaire d'ajouter qu'ils réclament — ce qui est juste d'ailleurs — des honoraires en proportion avec la distance? Le curé s'est improvisé guérisseur, comme feu l'abbé Kneipp.

Oh! rassurez-vous, on ne pourrait pas plus le poursuivre pour exercice illégal de la médecine que son célèbre confrère. Il ne donne ses soins que sous une forme : le *Massage*. L'expérience d'un quart de siècle l'a rendu si habile, que volontiers ses concitoyens le traiteraient de sorcier, s'il n'était le plus pieux et le plus modeste de tous les curés de campagne.

Convaincu que son devoir de prêtre lui commandait de faire profiter ses semblables de sa précieuse expérience, il a résumé sa méthode dans une courte brochure qui permettra à chacun de pratiquer sur soi et sur les siens un remède aussi simple et aussi peu coûteux, quoique très efficace, puisque les médecins le conseillent comme adjuvant de presque tous leurs remèdes.

Je croirais presque faire injure au bon curé en disant qu'il n'a pas entrepris une affaire. C'est au profit exclusif de son œuvre que sera vendue cette brochure.

C. ROLLON.

LE MASSAGE

Cette petite brochure n'est pas et ne prétend pas être une théorie du massage. Il faudrait de longs et gros volumes pour expliquer, dans tous leurs détails, les très nombreuses et très variées manœuvres qui constituent le massage. Les professeurs de médecine en comptent jusqu'à douze catégories (1). Les plus connues sont celles dont on fait usage dans les établissements de bains et d'hydrothérapie pour donner de la souplesse aux articulations, pour ramener la chaleur après des bains froids et prolongés, et

(1) 1° Les frictions simples, rectilignes ou concentriques; 2° les frictions fortes; 3° la hachure; 4° le foulage; 5° le foulage abdominal; 6° la malaxation; 7° le sciage; 8° le pointillage; 9° le claquement pratiqué la main ouverte; 10° le frappement avec le poing; 11° la vibration profonde tantôt droite, tantôt circulaire; 12° la pression sur les nerfs.

encore pour rendre aux muscles un peu de la force perdue. Elles sont très utiles et produisent des résultats excellents, mais elles exigent des préparations ou des appareils spéciaux. Massage aussi est le travail du rebouteur dont le métier est de remettre, en leur place naturelle, les membres disloqués, et qui a ses avantages quand l'opérateur a une connaissance approfondie des muscles et des articulations.

Notre but, plus modeste, est de faire connaître aux familles un moyen simple et énergique de soulagement et de guérison dont l'efficacité nous est garantie par vingt-cinq années d'expérience quotidienne. Le moyen est facile. Chacun peut l'exercer soi-même, en toute circonstance. Il suffit de savoir se servir habilement et à propos de ses mains. Et ce jeu de doigts, pour aider au fonctionnement de nos organes, constitue le massage que cette brochure a pour but de vulgariser pour le plus grand bien de tous.

Les résultats qu'il nous a donnés sont extraordinaires. Et ce n'est point par une vanité enfantine que nous les proclamons, c'est par souci d'être utiles à nos semblables, et après les avoir, au cours d'une étude longue et attentive, vérifiés au jour le jour, pendant un quart de siècle.

D'aucuns pourront railler cette longue nomenclature. Nous ne répondrons que par un mot : Essayez !

Un des organes qui, de temps en temps, est le plus souvent atteint par la maladie, c'est l'estomac, l'organe nécessaire par excellence, celui dont on a dit qu'il était indispensable à tous les autres et que l'illustre Taine a merveilleusement défini « la conscience du corps ». Il est destiné à recevoir et à digérer les aliments. Si cette digestion est pénible ou laborieuse, rien ne vaut comme le massage pour la faciliter et pour prévenir ou conjurer l'indigestion (1). Il remplace avantageusement les purgatifs qui souvent ne libèrent l'estomac que pour affaiblir le corps.

L'action des eaux minérales universellement répandues est de dégorger les villosités (2)

(1) L'indigestion est l'arrêt des fonctions de l'intestin ; généralement, pour combattre l'indigestion, on recommande une potion. Or l'intestin a sept à huit fois la longueur du corps humain et il faut à cette potion une singulière énergie pour agir à 5 ou 6 mètres de distance.

(2) On entend par villosités intestinales les organes d'absorption qui revêtent la surface de l'intestin grêle.

intestinales, les capillaires (1) sanguins, et lymphatiques; or le dégorgement des viscères est puissamment aidé par le massage, au point qu'une quantité d'eau minérale réduite de moitié et accompagnée de massage produit un effet bien meilleur que dose entière sans massage.

La digestion est souvent incomplète, c'est-à-dire qu'elle s'effectue normalement en certaines parties de l'intestin, tandis que dans d'autres plus ou moins éloignées elle demande un temps beaucoup plus long, soit que l'organe soit fatigué et surmené, soit pour toute autre cause. Cette lenteur amène la formation de calculs biliaires ou néphrétiques, de cristaux (2) dans les rhumatismes articulaires. Une légère pression des doigts

(1) Capillaires (de *capillus*, cheveu), vaisseaux très fins intermédiaires entre les artères et les veines, où la circulation se ralentit et où s'opère la nutrition.

(2) Personne n'ignore que les rhumatismes articulaires et goutteux viennent de cristaux formés par les acides, surtout l'acide urique, qu'une mauvaise digestion introduit en excès dans le sang.

Les analyses des calculs du foie et des reins accusent également des excès d'acide urique, d'urate et d'autres substances, produits par une digestion et une combustion incomplètes.

régularise alors la digestion sans inconvénient et avec une précision surprenante.

A ce sujet, quelques explications sont nécessaires.

C'est sur la puissance de la circulation du sang que reposent tous les phénomènes de la nutrition, de la digestion, des absorptions, des résorptions.

Deux fois chaque minute, avec une vitesse moyenne de $0^m,25$ à la seconde, le sang fait évolution complète du corps humain sous une pression très forte, capable de soutenir une colonne de mercure de $0^m,15$ ou une colonne d'eau de 2 mètres.

Très rapide dans le voisinage du cœur, la poussée sanguine se ralentit aux approches des extrémités et devient presque insensible dans les capillaires, avant de reprendre la voie des veines.

C'est alors qu'a lieu le dépôt des liquides nourriciers après l'entraînement, la disparition des molécules inutiles ou épuisées qui ont perdu leur aptitude à l'assimilation et qui sont destinées aux secrétions. Ce travail des organes ne se fait pas toujours aisément, et si la main, en les froissant légèrement, vient en aide à la nature, les molécules superflues se détacheront mieux et plus vite, très avantageusement pour le corps humain. Ce phénomène de désassimilation et de dépuration est la préparation naturelle de la reconstitution.

Généralement, ces éliminations de molécules inutiles sont obtenues par des exercices que bien des personnes ne peuvent se permettre, ou bien par des purgatifs et des dépuratifs chimiques, qui attaquent indifféremment les molécules avec lesquelles ils entrent en contact, celles qui sont saines aussi bien que celles qui doivent disparaître, et, en définitive, épuisent l'organe au lieu de le fortifier, tandis qu'un léger massage aboutit uniquement à l'élimination des molécules superflues qui ont une tendance et une disposition à la résorption.

J'entends bien l'objection : Ne vaudrait-il pas mieux laisser la nature agir seule, sans effort artificiel, sans purgatif évidemment, mais aussi sans ce massage que nous préconisons? La question ne se poserait même pas si le jeu régulier des fonctions naturelles n'était pas souvent, trop souvent, contrarié par la faiblesse de la constitution, par des accidents, par la maladie, par la fatigue, par le surmenage..... qui rendent les organes paresseux, et qui les privent de l'activité qui est une des conditions mêmes de la vie. Quand cette activité fait défaut, il faut y suppléer, car les résorptions, les absorptions ne s'opéreraient pas suffisamment. et la conséquence en serait un étiolement et un affaiblissement de l'organisme.

Les muscles, multipliés à l'infini dans nos organes, sont les agents actifs du mouvement. Mais qu'ils soient composés de faisceaux striés ou de fibres lisses, qu'ils dépendent de la volonté ou en soient indépendants, leur action est essentiellement intermittente (1), et elle peut être utilement aidée, dans leur contraction très lente, par la pression des doigts de la main, c'est-à-dire par le massage.

Il y aurait beaucoup à dire sur les mouvements musculaires, sur la puissance de la circulation sanguine et lymphatique, pour les imbibitions, les absorptions, les résorptions, les sécrétions. Grâce à cette force de circulation,

(1) Un muscle ne se contracte que pour se relâcher, une contraction dure à peine quelques minutes, aussitôt elle amène la fatigue et l'impuissance du muscle.

les os, les fragments d'os sont absorbés, les tissus employés à lier les artères dans les opérations chirurgicales disparaissent, les engorgements des cavités séreuses (1), des glandes, se résolvent en peu de temps et toutes ces résorptions sont facilitées par le massage.

Mais, ainsi que nous l'avons déjà noté, c'est surtout à la digestion que le massage rend des services précieux.

Qu'est-ce, en somme, que la digestion?

La digestion (2) est le transfert dans le sang des aliments assimilables par les villosités des chylifères (3), des lymphatiques et surtout des veines en vertu d'endosmose.

(1) Les membranes séreuses ou bourses séreuses sont des cavités closes sécrétant intérieurement un liquide onctueux et incolore. Elles siègent dans tous les points de l'organisme où existent des frottements, des glissements.

(2) Les actes successifs de la digestion sont: 1° la préhension des aliments; 2° la mastication et l'insalivation; 3° la déglutition ou pénétration en masse pâteuse, dans l'estomac, des aliments; 4° la digestion stomacale ou le séjour dans l'estomac des bols alimentaires; 5° la digestion intestinale ou absorption; 6° la digestion dans le gros intestin, et 7° la défécation ou expulsion des bols fécaux formés dans le gros intestin.

(3) Les vaisseaux chylifères transportent et déversent dans le torrent circulatoire le chyle, mêlé à la lymphe.

L'endosmose est la propriété qu'a la nourriture réduite à l'état liquide ou à l'état d'émulsion, par les boissons, les sucs gastriques ou la bile, de pénétrer à travers les membranes de l'intestin, en raison de leur nature et de leur densité spécifique.

Or, les phénomènes d'endosmose sont facilités par une légère pression qui existe dans l'intestin à l'état permanent. Ainsi la contraction musculaire péristaltique (1) de l'intestin n'a pas lieu successivement de proche en proche pour l'écoulement des aliments; mais des parties d'intestin plus ou moins étendues se trouvent resserrées entre deux contractions, et l'élément renfermé dans l'anse intestinale ainsi contractée, ne pouvant fuir ni par en haut ni par en bas, est pressé contre les parois des muqueuses de l'intestin avec une force proportionnée à la contraction musculaire longitudinale et circulaire, et l'endos-

Le chyle est un liquide blanchâtre, salé et d'une odeur très forte, qui se sépare des aliments au cours de la digestion.

(1) On appelle ainsi le mouvement de contraction de l'intestin de haut en bas le long de la paroi intestinale. Les fibres circulaires se contractent alternativement, agitant l'intestin de façon à mettre toutes ses parties en contact avec les voies de l'absorption intestinale.

mose s'opère jusqu'à épuisement de la partie assimilable.

Bien plus, si certains aliments comme l'huile, la graisse sont, par nature, réfractaires à l'endosmose, il suffit d'une légère compression pour provoquer l'assimilation.

Ainsi une légère pression, provenant de la contraction naturelle et intermittente des muscles, est nécessaire à la digestion. Or, l'expérience nous apprend qu'elle peut être considérablement accentuée, non seulement sans inconvénient, mais même avec avantage, par le massage de la main qui l'active et au besoin y supplée.....

Toutes les fois que les phénomènes d'endosmose et de la digestion se ralentisssent, que les capillaires veineux, lymphatiques, s'arrêtent momentanément, que les villosités se gonflent, que les mouvements musculaires ne sont plus assez énergiques pour provoquer une digestion prompte, un léger massage des organes réparera la lenteur des muscles, et en quelques minutes, par la simple pression des doigts, la digestion reprendra sa marche normale avec une facilité remarquable.

Nous avons particulièrement insisté sur le

point précis de la digestion, car il est avéré que, dans la majorité des cas, c'est de son bon ou de son mauvais fonctionnement que dépendent la santé et la maladie.

Il ne faudrait pas en conclure que le massage limite son efficacité au seul soulagement de l'organe stomacal. Celui-ci, il est vrai, réclame des soins quotidiens qui mettent, également, quotidiennement en valeur les avantages du massage, en ce qui le concerne; mais il en est d'autres, qui, pour être moins fréquents et plus accidentels, n'en sont pas moins de la première importance, comme on va le voir.

Ainsi le développement exagéré de certains organes, qui se traduit généralement par ces difformités désagréables, les loupes (1), les goîtres, fibromes (2), disparaît, en très peu de temps, sous l'influence du massage; après quelques séances de deux ou trois minutes, les fibromes récents accusent une réduction pro-

(1) Excroissance, petites tumeurs formées par l'hypertrophie des glandes de la peau.

(2) Tumeurs formées de tissus fibreux que l'on rencontre dans la peau, le tissu cellulaire sous-cutané, la mamelle, etc.; elles sont très volumineuses et très dures.

noncée, et la diminution de quelques centimètres équivaut à la guérison, qui est ensuite assurée sans opération. Le massage prolongé et un peu accentué triomphe le plus souvent des ankyloses les plus rebelles, et c'est presque l'unique remède employé contre elles avec chance de succès.

Avons-nous besoin d'indiquer quel parti on peut tirer du massage, appliqué très simplement mais avec tact pour le développement physique de la plupart des jeunes gens.

Nous avons fait toucher du doigt, s'il est permis de s'exprimer de la sorte, à quel point le massage assainit et assouplit les organes. La conclusion est facile à tirer.

Au surplus, les théories microbiennes, qui sont les plus précieuses découvertes de la science moderne, nous enseignent que les microbes, en nombre infini, ont leur principal foyer de reproduction en certains organes et en certaines parties du corps où la circulation n'est pas assez forte pour les entraîner, pour les expulser ou pour les détruire. Il est constant que le massage aide puissamment à cette élimination.

On trouvera peut-être que nous sommes

optimistes, et que la foi en ce merveilleux agent de guérison nous aveugle..... Que l'on se détrompe! nous n'avançons rien qui ne soit prouvé par des faits incontestés et incontestables. A la base de ces affirmations et de ces conseils, nous dirions même à la base de cette théorie, si nous n'avions peur d'user d'un terme trop prétentieux, il y a des soulagements, des guérisons obtenues, des exemples rares d'efficacité presque miraculeuse.....

Mais il ne suffit point d'énoncer les avantages d'une méthode dont nous avons pu apprécier les fruits — et puisqu'aussi bien cette petite brochure est, comme nous l'avons promis, moins une théorie qu'un vade-mecum du massage pratique et à la portée de tous, il faut que nous fassions connaître de quelle manière il est le plus prudent et le plus utile de l'appliquer.

Ce sera l'objet des quelques pages qui vont suivre et que nous nous efforcerons de rendre le plus claires et le plus précises possible.

PRATIQUES DU MASSAGE

Le massage doit, dans la mesure du possible, se rapprocher de la pression compliquée de nos organes soumis par la nature à la double influence des muscles lisses et striés, c'est-à-dire longitudinaux et circulaires.

Le principe du massage est de saisir un organe, en tout et en partie, par ses deux faces opposées, en leur imprimant un léger froissement pour activer la circulation. Quelquefois un linge un peu dur soutient les doigts et aide à ce froissement indispensable.

Aucune difficulté ne se présente pour les organes de petite dimension. La formule est celle-ci : appliquer le pouce d'un côté et les autres doigts en opposition, puis froisser sept à huit fois dans tous les sens, glisser le long de l'organe, revenir au point de départ et recommencer la manœuvre.

S'agit-il d'un organe volumineux comme l'ensemble du système digestif, l'usage des deux mains est requis, et si l'on veut bien ne pas oublier que l'intestin est ordinairement protégé d'une couche adipeuse, c'est-à-dire graisseuse, d'environ deux à quatre centimètres, on comprendra que le massage ne doit pas se borner à être superficiel.

On fera d'abord prendre au corps une position sans raideur — ce qui est très important, — avec station verticale, dorsale, ou mieux assise légèrement fléchie, puis avec les extrémités des mains tendues on saisira l'intestin de chaque côté de l'abdomen et l'on opérera le froissement en rayonnant dans toutes les directions.

Ces mouvements peuvent se faire avec les mains tendues ou avec les phalanges des doigts recourbés et même avec les poings fermés.

Si les membres du masseur étaient trop faibles, il conviendrait de renforcer le massage en s'appuyant, des coudes, sur un objet fixé au mur, meuble ou autre solide, afin de doubler et même quadrupler l'énergie.

Il est important de ne laisser aucune partie

de l'intestin sans massage, les doigts se promèneront également sur l'organe tout entier et reviendront à plusieurs reprises aux mêmes endroits; s'il s'agit d'une indigestion très prononcée, ce n'est que lorsque sera éprouvée la sensation de la chaleur qu'il sera à propos d'interrompre le massage.

Mieux vaut procéder doucement en y consacrant un peu plus de temps que d'exercer une pression trop vigoureuse, sauf cependant dans le cas d'embonpoint où une forte pression est de rigueur.

La durée d'une séance doit rarement dépasser quelques minutes.

Sur les côtés de l'abdomen, le massage avec une seule main est plus facile, si toutefois on prend le soin d'atteindre les organes aussi profondément que possible.

Il ne faut pas multiplier outre mesure les séances. Mieux vaut prolonger une séance commencée et laisser un intervalle de temps plus grand entre celle-ci et la suivante.

Le seul cas où le massage ne soit pas recommandé, c'est dans les maladies qui s'exercent sur les parois des artères ou dans celles plus

fréquentes des veines, comme les phlébites (1),
les varices (2); dans ces maladies, le massage,
sans être défendu, demande une délicatesse
extrême. Il ne faut pas que les doigts approchent
trop près une veine détériorée, le froissement
pourrait avoir pour conséquence d'ouvrir ou
d'étendre la plaie ou encore de retarder une
cicatrisation en bonne voie.

Nous avons dit qu'en ce cas le massage n'est
pas défendu. Il importe d'ajouter qu'il serait
même utile, puisqu'un de ses effets certains
est d'assainir les organes et les plaies, et dès
lors il ne peut pas être question de le rejeter
en principe, mais son application réclame de
grands ménagements et de minutieuses précautions.

On peut se masser indifféremment avant ou
après le repas. Il est même bon d'alterner.

S'il s'agit de l'estomac, le massage doit tendre
à réunir, à ramasser l'estomac sur lui-même.

La plus commune des maladies de l'estomac

---

(1) Inflammation de la membrane interne des veines,
aussi bien des superficielles que des profondes.

(2) Dilatation permanente d'une veine, produite par
l'accumulation du sang dans sa cavité.

c'est la dilatation, dont les autres malaises ne sont ordinairement que la conséquence. La dilatation prive de leur énergie les fibres musculaires longitudinales et circulaires; les mouvements péristaltiques cessent ou du moins deviennent très lents, perdant ainsi la force nécessaire pour compléter la trituration des aliments et leur dénaturation par leur amalgame avec les sucs gastriques.

Le massage de l'estomac doit donc consister à refouler l'organe en sa place naturelle, sous la courbure gauche du diaphragme (1), d'abord avec une seule main ouverte, le pouce appuyé au-dessous des côtes gauches ou à leur extrémité et les autres doigts fortement tendus à $0^m,04$ ou $0^m,05$ plus bas; la main circulera ensuite en exerçant le mouvement de froissement le long de l'estomac, qui a son cardia (2) en arrière du côté gauche et son pylore (3) en remontant vers le creux de l'estomac, afin de concentrer

(1) Muscle impair formant cloison entre la cavité thoracique et la cavité abdominale.

(2) Le cardia est l'orifice supérieur de l'estomac, dans le voisinage du cœur d'où il tire son nom.

(3) Le pylore est l'orifice inférieur de l'estomac, par lequel les aliments entrent dans l'intestin.

les fibres circulaires; il serait bon de s'arrêter plus longtemps à la grande courbe de l'estomac qui est proche du pylore.

Ensuite les deux mains, l'une à l'épigastre (1), l'autre en arrière de l'estomac, ne craindront pas d'exercer une pression forte et prolongée dans le but de resserrer les fibres longitudinales.

L'on sait que les causes principales de la dilatation de l'estomac sont les repas à long intervalle, la quantité trop considérable d'aliments ingérés en un court espace de temps, et surtout le défaut de mastication. Il n'est donc pas sans intérêt, quoique cela ne soit pas du massage, de recommander instamment l'entretien régulier des trente-deux dents qui devront être remplacées au fur et à mesure de leur disparition. On aura également la prudence de mastiquer avec soin. Ce que les dents feront pour broyer les aliments, les parois muqueuses de l'estomac ne le feront pas et seront soulagées d'autant.

Ce qui revient à dire que pour traiter sérieusement les souffrances d'estomac il faut d'abord

____

(1) Partie moyenne et supérieure de l'abdomen.

supprimer les causes d'irritation qui les produisent et alors le massage fera merveille.

Le foie est, par digestion quotidienne, à contribution de deux à trois litres de bile. Il est sujet aux engorgements, à la formation de concrétions pierreuses. Il y a peu de remèdes qui agissent aussi sûrement et aussi directement sur le foie que le massage.

Deux lobes (1) du foie occupent la courbure droite du diaphragme; chez les personnes habituellement serrées à la taille, leur position est un peu plus basse. Le troisième lobe est placé derrière le pylore et derrière une partie de l'estomac contiguë au pylore.

En cas de colique hépatique, d'ictère (2), le massage demande plus de souplesse que le massage de l'estomac. Il faut revenir plusieurs fois sur les canaux hépatiques et cystiques, qui sont situés près du pylore vers l'épigastre.

Le plus difficile de tous les massages est celui des reins, qui sont attachés à l'épine dorsale.

(1) Un lobe est une division arrondie d'un organe, laquelle se forme par des sillons et des échancrures.

(2) L'ictère, vulgairement appelée jaunisse, est une inflammation des voies biliaires.

On ne peut les atteindre qu'en faisant pénétrer la main fortement tendue, le plus profondément possible, au-dessus des hanches et au-dessous des dernières côtes. On l'accentuera et on le prolongera (1) sans danger.

Le goître disparaît d'autant plus vite qu'il est plus récent. Cette infirmité provient habituellement de la tension répétée des muscles du cou, qui amène le gonflement de la glande thyroïde (2). Pour un massage efficace, en cas de goître, il faut s'asseoir les deux coudes sur une table, incliner la tête du côté que l'on veut masser, passer le pouce de la main opposée sous les muscles du cou et de la glande à travailler et opérer le froissement jusqu'à fatigue des doigts. Le massage devra se faire matin et

(1) Les personnes qui souffrent du foie et des reins et qui désireraient de plus amples explications peuvent les demander. Réponse leur sera faite.

(2) Cette glande est située au-devant de la partie supérieure de la trachée. On la divise en trois parties : une partie moyenne rétrécie et deux lobes qui se prolongent, en haut et en bas, sous le nom de cornes. Elle est généralement moins volumineuse chez l'homme que chez la femme. Elle est formée de vésicules closes et sphériques, dont le contenu est visqueux et transparent. En outre du goître, elle est aussi quelquefois le siège de kystes.

soir les deux premiers jours, une seule fois par vingt-quatre heures pendant les quatre ou cinq jours qui suivront, et enfin une fois tous les deux jours jusqu'à complète guérison.

Le massage d'une ankylose est généralement de longue durée, surtout si l'infirmité est de date ancienne. L'essentiel est de trouver une bonne méthode d'action sur l'organe.

S'il s'agit d'articulations volumineuses, des genoux, de l'épaule, de la hanche, il est de rigueur d'employer le massage renforcé par l'appui des mains entre les genoux ou sur un objet résistant. Il ne faut pas se décourager; toute amélioration, si minime soit-elle, est la guérison assurée avec la patience et le temps.

Nous ne pouvons pas passer en revue ici toutes les occasions où le massage serait susceptible d'être employé avec fruit. Mais il y a un principe qui, d'ores et déjà, peut être affirmé sans crainte de contestation sérieuse, c'est que tout organe qui n'a pas son libre fonctionnement se trouvera bien du massage. Les cas peuvent varier par centaines suivant les tempéraments, les constitutions et les causes qui ont fait naître la maladie, l'accident ou la déformation. Et c'est alors que devra s'exercer toute la sagacité et toute l'intelligence de l'intéressé, afin de découvrir la méthode la mieux appropriée.

Voilà par exemple un cas assez curieux :

Une enfant de dix ans avait dans la paupière gauche supérieure une concrétion pierreuse enkystée. Cette infirmité avait nécessité trois opérations successives d'un oculiste de Nancy. Cette année, la même difformité reparaît avec durcissement de toute la paupière qui se refuse alors au plissement. De guerre lasse, on recourt au massage. L'impossibilité reconnue de saisir l'organe souffrant avec les doigts d'une seule main, les deux mains sont employées, bien écartées, et enveloppant la tête, les deux pouces s'emparent de la paupière et le froissement se produit. On obtient d'abord le ramollissement de la partie dure et, après dix jours de massage (un seul chaque jour de la durée d'une minute), la paupière gonflée et durcie revient à son état naturel; bien mieux, une cicatrice, dernier reste de l'opération de l'année précédente, disparaît en même temps. Ce résultat acquis, on a renoncé à des massages ultérieurs et devenus superflus, de peur que la paupière massée ne devînt plus petite que sa voisine.

Que d'autres exemples l'on pourrait citer!

Nous en avons assez dit, croyons-nous, pour démontrer aux plus incrédules que le massage, pratiqué comme nous l'avons indiqué, est un moyen extrêmement simple, rapide et facile, de triompher des erreurs de la nature et de guérir de nombreuses maladies et infirmités.

Afin d'aider l'inexpérience des débuts, nous donnons ici quelques poses à titre d'indication, sans rien d'absolu, car le massage peut varier suivant la personne de l'opérateur et de l'opéré et la nature du mal à traiter. Généralement, dans les maladies aigües, névralgies, maux de dents, coliques, indigestions, fluxions de poitrine, le massage doit être répété chaque quart d'heure jusqu'à amélioration évidente.

Quant aux maladies chroniques, infirmités naturelles, les séances de massage peuvent être plus longues et moins fréquentes. La question de chaleur pourrait souvent servir de base d'appréciation, suspendre le massage lors de l'apparition d'une chaleur sensible, le prolonger ou le répéter si elle disparaît ou tarde à venir.

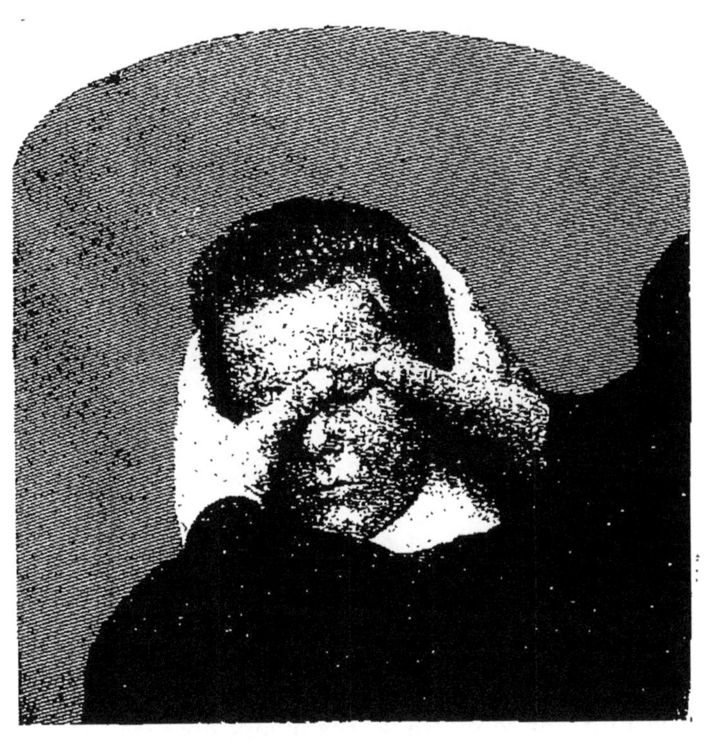

D'ordinaire, le massage de la paupière se fait avec une main et amène facilement la réduction des paupières grosses et chassieuses.

La paupière est un organe délicat qui demande un massage très doux et souvent le simple pincement avec soulèvement répété.

Si la vue faiblit et se trouble, fatiguée par les longues veillées à un éclairage insuffisant ou à une lumière vive et directe, le massage s'opère sur la paupière close par une pression intermittente autour du globe de l'œil, assez profonde mais sans causer de douleur, ou mieux par le massage ordinaire dans toute la partie qui avoisine l'œil de deux à quatre centimètres.

Cette opération, répétée chaque dix minutes pendant un certain temps, suffit pour activer la circulation du sang dans l'œil interne et pour fortifier l'organe.

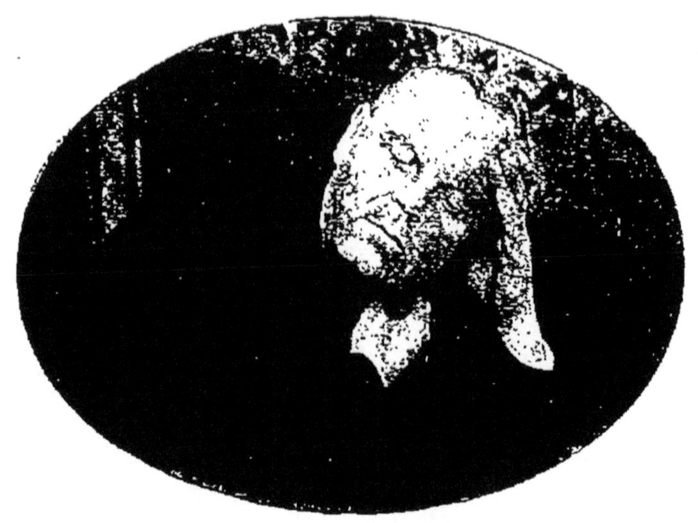

Au massage du goître, il faut joindre le massage du cou,
du double menton, des lèvres gonflées, des joues sail-
lantes, et avoir soin de bien enserrer avec les doigts
l'organe dont on opère le froissement.

Le coryza ou rhume de cerveau peut être enrayé en une
seule nuit par le massage, jusqu'aux épaules, de toute
la tête correspondant au côté atteint; cinq ou six opérations jusqu'à chaleur sensible amènent la guérison
certaine au matin, ce qui est avantageux en voyage.

Également le massage ou de fortes frictions avec les
extrémités des doigts réunis, sur le devant, sur les
côtés de la poitrine et autour du cou, répétés quatre
ou cinq fois jusqu'à chaleur sensible, guérissent en une
nuit les embarras de la gorge, des bronches et des pou·
mons.

Il ne faut pas oublier que le massage est préférable aux
vésicatoires, emplâtres, Vlinsi, Rigolo, moutarde, etc.,
en ce sens qu'il est moins douloureux, plus actif, et
se proportionne à l'intensité du mal. Il faut douze
heures à un vésicatoire pour agir, et si le mal augmente et presse, vous n'avez qu'à en attendre patiemment
l'effet, tandis que vous pouvez renouveler le massage
toutes les cinq, dix ou quinze minutes:

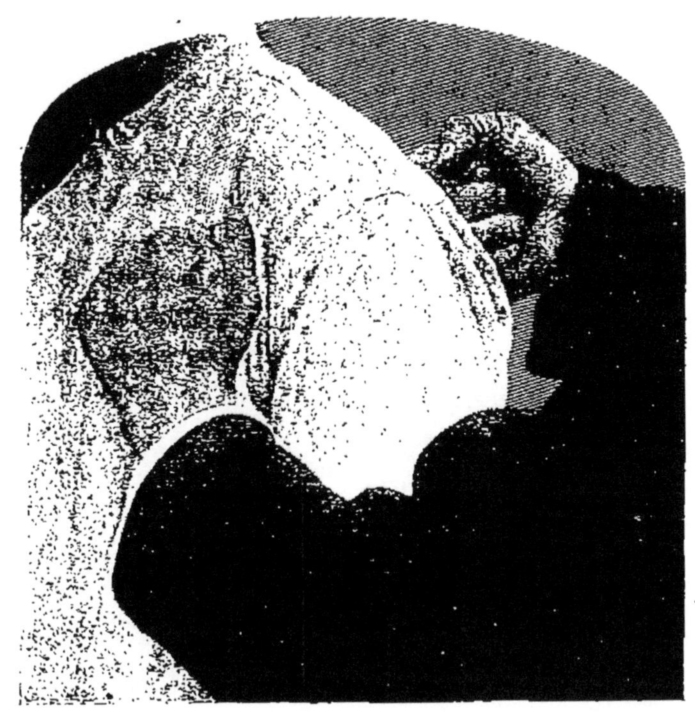

Le massage de l'épaule est susceptible d'être utilisé dans les rhumatismes qui sont fréquents et dans les difficultés de mouvements après les fractures, chutes et contusions.

Le massage renforcé est nécessaire avec l'aide d'une seconde personne. Le patient, assis sur le tapis d'un parquet, place son épaule entre les genoux de cette personne, qui, avec ses pouces renforcés par ses deux genoux, opère le froissement du muscle et de l'articulation dont le mouvement est désiré.

Il y a un autre système, le hachage, qui consiste à frapper les muscles par chocs successifs, avec le tranchant de la main, les doigts tendus.

Le hachage a lieu de préférence pour les gros muscles des reins, du dos, des jambes, quand il n'y a pas d'autre moyen de travailler ces muscles sur toute leur étendue. Mais le massage ordinaire avec froissement des muscles est préférable, quand il est possible.

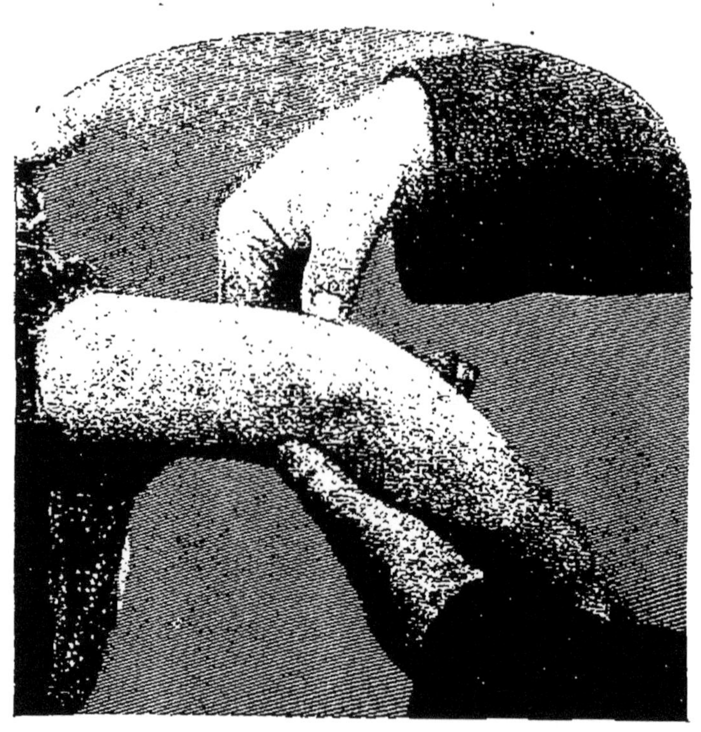

Le massage du coude ou des muscles du bras se pratique dans les paralysies, les enkyloses, les rhumatismes et les faiblesses du bras.

Il n'est pas sans intérêt de rappeler que, par le massage, on peut obtenir le double effet opposé du développement ou de la réduction d'un organe, suivant que l'on joint au massage une matière tonifiante et assimilable ou bien une composition réductrice. Ainsi, si les muscles des bras, de la figure, de la poitrine, n'avaient point un développement normal et régulier, l'emploi du massage avec la tonicine augmenterait le volume de ces muscles d'une manière considérable, en faisant pénétrer cette substance dans les tissus, tandis que le massage, avec une composition réductrice, obtiendra très vite réduction de l'obésité, des doubles mentons, des plis de l'abdomen. Souvent même le simple massage par la seule intensité obtient ce double résultat.

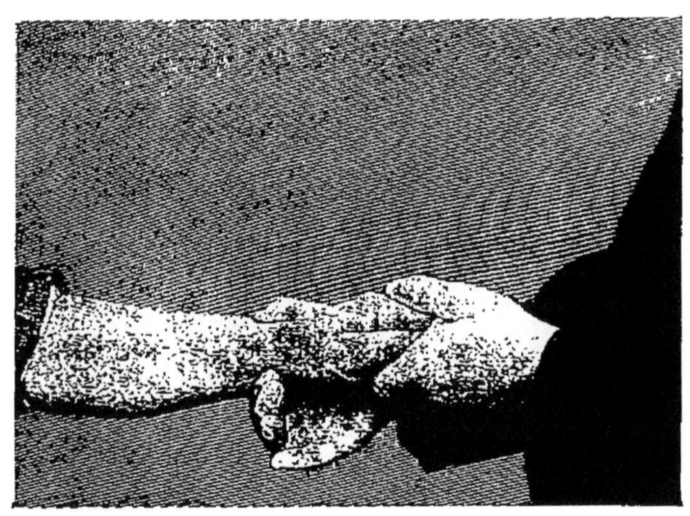

Quand un poignet est foulé, une articulation dérangée,
il faut d'abord le plus tôt possible remettre en place
l'articulation, presque toujours les muscles retrouve-
ront d'eux-mêmes leur position naturelle, seulement
il y a les enveloppes musculaires, les gaines des tendons, les bourses de synovie qui ont été froissées, alors
le massage est nécessaire pour activer la circulation
sanguine et lymphatique, amener la résorption des
épanchements, des infiltrations ou détruire les adhérences nuisibles.
Certains recommandent les frictions longitudinales dans
la direction des veines, mais c'est une recommandation
contradictoire, parce que si l'on va selon la direction
des veines, on va contre la direction des artères, qui,
presque toujours, se côtoient, et l'effet est en partie
annulé. Mieux vaut le froissement ordinaire qui active
la circulation capillaire, qui s'opère dans tous les organes et qui contribue le plus aux phénomènes d'absorption et de résorption.

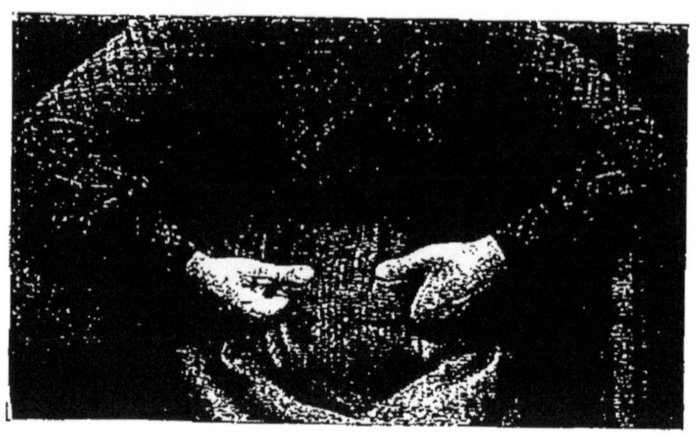

Si des douleurs persistaient à un point fixe de l'estomac
pendant un long temps, il y aurait alors ulcère d'estomac, facilement guéri par le massage.

On ne peut travailler l'estomac sans entrer en contact
avec ses nombreux annexes, et le massage fait grand
bien à tous ces organes, sans en gêner aucun.

Les douleurs d'estomac, les coliques d'intestin se dissipent
par le massage répété chaque cinq ou dix minutes
jusqu'à guérison.

Dans les cas d'hydropisie, le gonflement disparaît très
vite par le massage, mais, pour une guérison complète,
l'usage du genièvre, graines ou infusion, est nécessaire
pour rétablir les fonctions normales du cœur, de préférence à la digitale et à ses composés, qui agissent
promptement mais guérissent rarement.

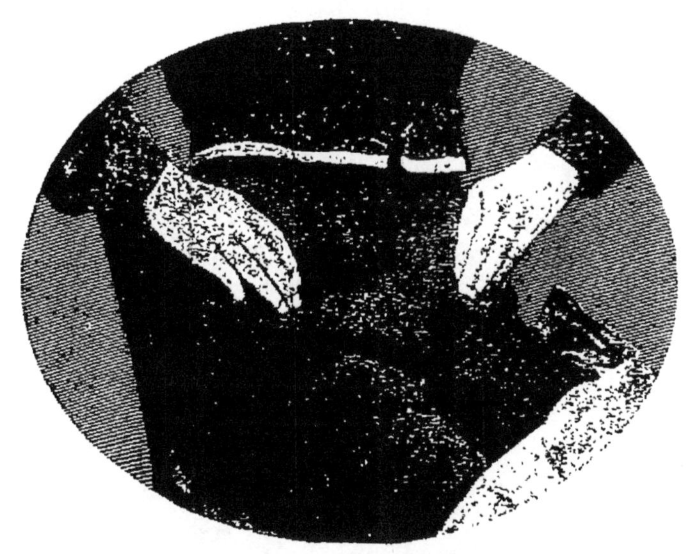

Si une douleur persiste à la partie droite inférieure de
l'intestin, on prolongera le massage à cet endroit pour
éviter le développement du cœcum et préserver sûrement de la maladie si redoutée de l'appendicite.

Le massage est souverain dans toutes les infirmités provenant du défaut de circulation de l'intestin et des organes annexes; ainsi un massage de quelques jours à
l'avance abrège et régularise d'une manière surprenante
les évolutions périodiques sanguines si pénibles pour
nombre de femmes.

Par le massage, tout écoulement, tout ulcère, pourvu
qu'il ne soit pas trop ancien et n'ait point désorganisé
les parois internes, obtient en peu de temps guérison
certaine. Ne pas oublier que chacun peut se traiter
soi-même avec le massage renforcé. Le massage est
utile également dans les péritonites, surtout si les
suites de la péritonite ont laissé de nombreuses adhérences du péritoine aux parties adjacentes.

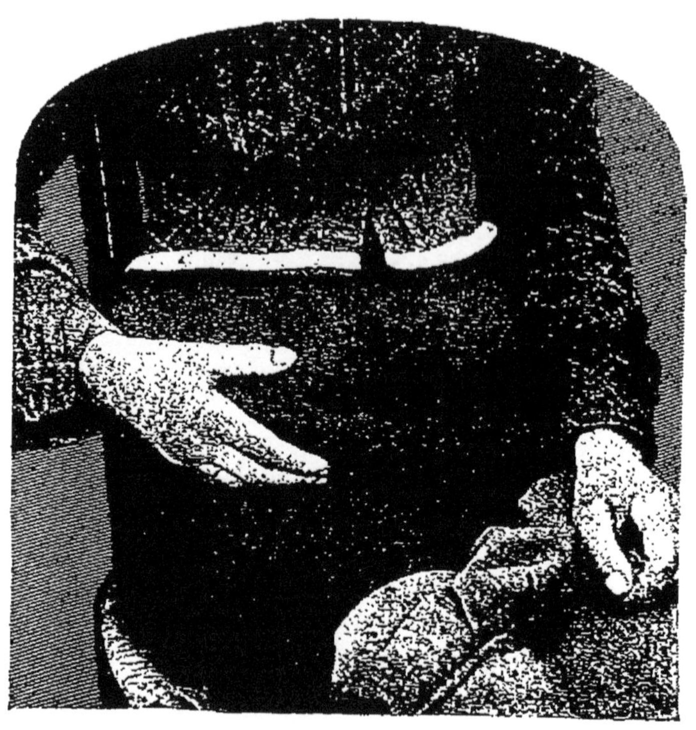

Le massage du foie s'opère avec les deux mains successivement, mais mieux avec la main droite, l'essentiel
est la position relâchée des muscles de l'abdomen, afin
de permettre aux doigts tendus de pénétrer profondément au-dessous du foie en froissant l'organe. Quant
au troisième lobe en arrière de l'estomac, le massage
des deux organes, foie et estomac, se fait ensemble.
Les maladies du foie sont longues et guérissent difficilement à cause des altérations et des dégénérescences
faciles des tissus. Le massage est le meilleur moyen
d'en maintenir la souplesse, de le débarrasser des concrétions qui auraient une tendance à s'y former, et de
régulariser la formation d'une bile forte qui a qualités
et conditions nécessaires pour préparer les aliments à
l'assimilation le long de l'intestin.

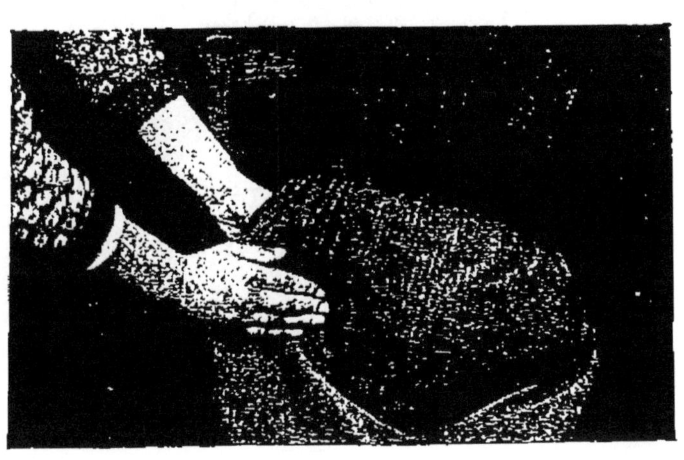

On peut se masser les reins soi-même, dans la position assise, en faisant pénétrer les doigts en arrière du paquet intestinal et en remontant le long de l'épine dorsale; mieux vaut cependant l'aide d'une autre personne; le corps étant droit, légèrement incliné, afin de laisser les muscles dans le relâchement complet, avec la main on cherchera à atteindre le rein, en plaçant l'autre main à l'extérieur sur le côté opposé de l'épine dorsale, et on opérera le froissement jusqu'à la fatigue des doigts. Ce massage, ne serait-il réussi que très relativement, fait bien dans toute la région des reins.

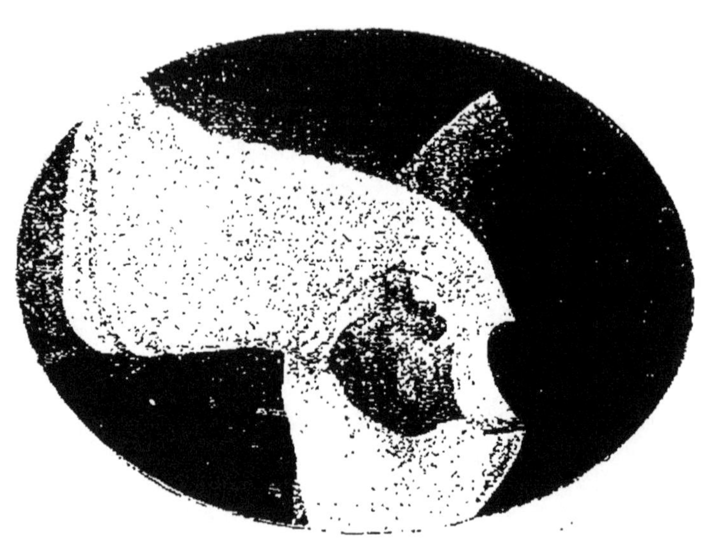

Le massage du genou est préférable aux appareils de plâtre
et autres, qui sont de vrais instruments de supplice,
mais il le faut renforcé et assez énergique pour atteindre
avec les deux pouces jusqu'au plus intime de l'articulation.

Un genou qui avait été placé à deux reprises, pendant
six semaines, dans un appareil de plâtre, était gonflé
et développé à deux fois son diamètre, avec commencement de suppuration; contre toute attente, le massage
a obtenu facilement et en peu de temps la guérison
complete.

Fréquemment, les pieds se gonflent à la veille d'un voyage,
ce qui est fort désagréable; par un léger massage de
tout l'organe, on peut, en répétant la manœuvre quatre
ou cinq fois dans la nuit, avoir les pieds nets au matin.
Avis aux amateurs!

Ainsi que nous l'avons déclaré au début de cet opuscule, le remède est à la portée de toutes les familles et de tous les individus. Chacun peut en user chez soi et pour soi. Et qui donc, en présence de résultats aussi décisifs, hésiterait à l'employer pour vaincre l'un le spleen, cette misanthropie ou cet état de somnolence qui sont l'apanage des maladies d'estomac; l'autre ces difformités, ces paralysies et ces ankyloses qui rendent la vie si désagréable à ceux qui ont à en souffrir?

Quant à nous, nous n'avons poursuivi qu'un seul but: faire profiter nos semblables des fruits d'une expérience longue et tenace. Il y a de multiples façons de pratiquer son devoir de charité chrétienne et de solidarité humaine. Puissions-nous avoir rempli le nôtre et avoir soulagé quelques souffrances! C'est toute la satisfaction que nous désirons passionnément.

1951-03. — Imp. P. Feron-Vrau, 3 et 5, rue Bayard, Paris, 8e.

L'ŒUVRE D'UN CURÉ DE CAMPAGNE

2e BROCHURE EXPLICATIVE

LE MASSAGE

PAR

L'Abbé MEIGNIEN

Curé de Mesnil-en-Xaintois (Vosges)

Prix : 5 Francs

En Vente chez l'Auteur

chez Mme MARIVET, 110, rue Saint-Charles

PARIS

L'ŒUVRE D'UN CURÉ DE CAMPAGNE

2e BROCHURE EXPLICATIVE

LE MASSAGE

PAR

L'Abbé MEIGNIEN

Curé de Mesnil-en-Xantois (Vosges)

Prix : 5 Francs

En Vente chez l'Auteur

et chez Mme MARIVET, 110, rue Saint-Charles

PARIS

INTRODUCTION

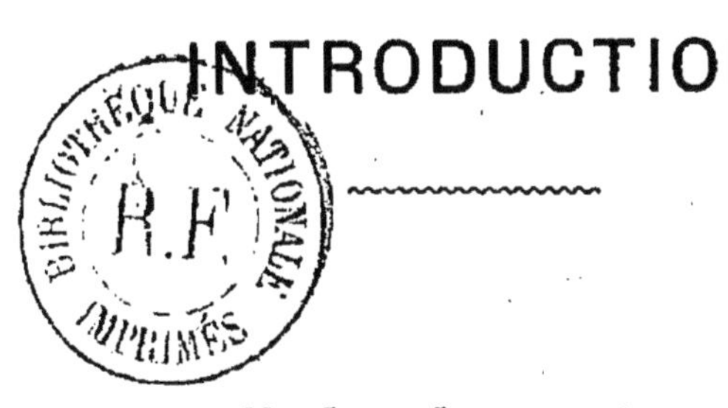

La nouvelle brochure est pour répondre aux difficultés exposées dans les lettres, qui m'ont été adressées, et donner des notions précises sur les résultats que l'on peut obtenir du travail des doigts.

La théorie du nouveau massage spécial repose sur des principes de physique universellement admis, qui ont place, dans tous les manuels de physiologie ; seul le traitement mécanique n'a point encore été développé avec autant de méthode, de précision et de certitude.

Des trois parties qui la composent, la première, traite de la circulation du sang et des vaisseaux susceptibles d'être travaillés par massage avec avantage.

Un grand nombre de maladies proviennent d'arrêt ou de lenteur dans la circulation sanguine ou lymphatique. Sa nomenclature, étant inutile, n'en sera point donnée, il est facile de se la procurer dans les traités de pathologie qui circulent partout.

La seconde partie est consacrée au système nerveux, c'est celle qui présente le plus de difficultés. Les théories sur les solutions de continuité, sur les formes variqueuses de la moëlle des tubes nerveux, appellent le traitement mécanique par la dilatation calorique et le froissement de la moëlle et des tubes nerveux. C'est de tous les traitements du système nerveux le plus rationnel et celui qui donne les meilleurs succès.

La troisième partie assez courte, traite de la reproduction de l'épiderme. Par le travail des doigts, on peut diriger la forme des cellules à mesure qu'elles naissent et se succèdent pour concourir au renouvellement des organes, pendant toute la vie. Ainsi s'obtient la disparition des cicatrices et des défectuosités épidermiques.

Dans la plupart des maladies traitées dans cette brochure et regardées comme incurables, il n'est pas fait d'autre emploi que l'hygiène et le travail des mains. Un peu d'expérience rendrait service ; il est facile de l'obtenir avec le temps, la pratique et l'observation, ce que nous souhaitons à nos lecteurs.

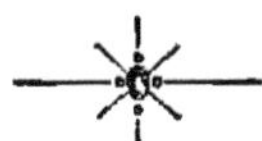

LA CIRCULATION DU SANG

La circulation du sang touche aux principes de la vie, c'est l'intermédiaire de l'entretien et du renouvellement de l'organisme.

On trouve dans tous les manuels d'hygiène et de médecine les notices suffisantes sur le mécanisme et la puissance de la circulation du sang. Quelques détails seront seuls rappelés, afin de mieux saisir les théories du massage.

La circulation du sang a lieu par trois ordres de vaisseaux : les artères, les capillaires et les veines, auxquels on peut ajouter la circulation lymphatique.

La circulation artérielle est très rapide, de 25 cent. à la seconde, et sous la haute pression de 2 mètres d'eau ou de 15 cent. de mercure.

Les artères transmettent le sang du cœur aux extrémités de tous les organes et conservent en leur parcours une forte pression à peine ralentie aux extrèmités, à mesure que les vaisseaux se divisent et approchent des capillaires.

Le massage des artères ne saurait guère augmenter la vitesse de circulation, aussi le massage dans la direction des artères est sans résultat et a peu de partisans, le seul avantage que l'on pourrait retirer du massage serait de maintenir les parois des artères en bon état de souplesse et d'en empêcher le durcissement cartilagineux ou osseux.

A la sortie des artères, le sang s'épanche dans les capillaires qui sont en nombre presque infini d'une contenance générale de 600 à 800 fois supérieure à celle des artères et des veines. Le sang a toute liberté d'y faire un long stage.

C'est dans les capillaires aux dimensions rétrécies de trois millièmes à un centième de millimètre, dont la longueur ne surpasse guère un millimètre, que le plasma du sang c'est-à-dire le liquide nourricier tranfuse par endosmose à travers les parois des capillaires pour s'épaissir et

servir d'aliments aux cellules qui doivent
être la base de la formation et du renouvellement des organes.

La circulation est forcément ralentie
dans les capillaires et même, c'est au sein
des capillaires que les congestions sangui-
nées et les engorgements se produisent.

Il est intéressant et instructif de voir
au microscope cette circulation du sang
dans la membrane transparente de la patte
d'une grenouille vivante. On y voit les
globules du sang se mouvoir dans les vaisseaux capillaires au milieu d'un liquide
transparent. Ces globules roulent les uns
sur les autres, et se présentent sous toutes
les faces, en long, en travers, de face ou
de profil. Si les capillaires sont très fins,
les globules s'engagent à la file, suivant
leur long diamètre, s'allongent ou s'inflé-
chissent dans les coudes des vaisseaux.

Dans les petits vaisseaux, la circulation
est beaucoup plus lente que dans les autres.
Les globules comprimés entre les parois
cheminent avec lenteur et semblent ne se
dégager qu'avec peine. Derrière eux on
voit souvent des colonnes sanguines arrê-

tées, puis accumulations successives de globules, et enfin, entraînement par une sorte de débâcle. Ces débâcles du sang sont nombreuses, ainsi, en quelques minutes j'ai pu en observer une dizaine dans le champ limité du microscope.

C'est donc sur ce point que doit porter le massage qui ne sera logique et fructueux que s'il porte sur les capillaires, de plus en raison des dimensions restreintes de ces vaisseaux le massage devra être très doux et peu mouvementé.

Les veines composent le troisième ordre des vaisseaux sanguins.

Elles reçoivent le sang au sortir des capillaires pour le ramener au foyer principal du cœur.

Sa vitesse et la tension du sang veineux sont inférieures à celles des artères, elles augmentent à mesure qu'elles s'éloignent des capillaires et se rapprochent du cœur.

La contenance approximative des veines est double de celle des artères, le sang y fait facilement stage et les parois se dilatent fréquemment.

Il y a bien des obscurités sur l'engorgement des veines, l'ondée sanguine s'écoulant des capillaires, des veinules, des veines naissantes, trouve dans les veines plus grosses à mesure de leur développement, un espace beaucoup plus vaste d'évolution, par conséquent moins de causes d'engorgement.

L'obstruction de la veine viendrait plus fréquemment de l'engorgement facile des capillaires et des veinules voisines, dont la compression gênerait la circulation de la veine et provoquerait les nombreuses varices que l'on rencontre dans certains organes.

Quand nous parlerons des varices cette question sera amplement traitée.

Le massage des veines donnent des résultats meilleurs que celui des artères, mais inférieurs à celui des capillaires.

Pour compléter ce qui concerne la circulation, disons quelques mots de la circulation lymphatique.

Les vaisseaux lymphatiques transportent dans la circulation du sang par un réseau nombreux et entrelacé, le chyle et la lymphe formés d'une première absortion de la nourriture, sur leur parcours il y a de nombreux renflements ou ganglions lymphatiques, leurs fonctions seraient une assimilation une dénaturation plus complètes que celles subies dans les villosités intestinales.

Le massage des vaisseaux lymphatiques de l'intestin doit être fait pendant la période digestive, lorsqu'ils sont gonflés de liquide, autrement ils se resserrent, se contractent, n'ont pas plus de dimension qu'un fil léger et ne sont pas susceptibles d'un froissement avantageux. (1)

Les vaisseaux lymphatiques des membres et des autres parties du corps tirent profit pour la circulation de la lymphe, du massage tel qu'il est recommandé pour les capillaires. Mais c'est surtout sur les gan-

---

(1) Pendant la période digestive les chylifères blancs sont visibles à l'œil nu tandis que, s'ils sont vides, on ne les aperçoit qu'au microscope. Sur certains animaux, tel que le cheval, les chylifères ont la grosseur d'une plume d'oie pendant la digestion, en dehors de tout fonctionnement c'est à peine s'ils paraissent comme un fil.

glions lymphatiques que le massage donne d'heureux résultats, à l'article scrofule nous insisterons davantage sur ce point.

Voilà bien en détail les effets du massage étudiés sur les vaisseaux qui servent à la circulation du sang, mais en pratique tout s'entremêle, se presse et se confond, et toute l'efficacité du massage vient de son mode d'opérer.

Le massage à forte pression, à longue envergure tel qu'il a été et est encore pratiqué dans nombre d'établissements balnéaires est en contradiction avec l'idée de venir en aide à la circulation du sang. Car si les fortes pressions, les longues frictions se font dans la direction des veines, elles refoulent le sang dans les artères voisines. Chacun sait que les veines et les artères si peu qu'elles ont de dimensions s'anastomosent, se cotoyent et se suivent, par conséquent le sang pressé dans l'une est refoulé dans la voisine, d'où effet en partie annulé.

La pression et les fortes frictions exercent une puissante action sur les organes sans doute.....

Mais elles compriment toutes les veines, les veinules, les artères, les capillaires en un pêle-mêle aussi nuisible qu'inutile, il y a autant de liquide refoulé, repoussé de ses voies naturelles que celui qui est précipité, opération qui n'est pas sans danger si les parois des vaisseaux sont fatiguées et affaiblies par la circulation d'un sang vicié ou pour toute autre cause.

Il n'en est pas de même si le massage est fait d'après la nouvelle méthode de l'Abbé Meignien, très doux et très peu mouvementé le léger froissement porte sur tous les vaisseaux sanguins et lymphatiques, presse leur contenu vers les issues naturelles, assainit les organes, les dégorge, entraîne des résidus dans les voies ordinaires de dégagement sans provoquer aucune douleur ni accident.

Pour bien réussir un massage, porter son attention sur les capillaires, et en même temps les artères, les veines et les lymphatiques sont touchés, les froisser d'une manière très douce pour ne point briser leurs parois fragiles et leur constitution et à des intervalles assez éloignés pour ne point les fatiguer, mais développer leur énergie et leur vitalité afin d'en obtenir les meilleurs résultats possibles.

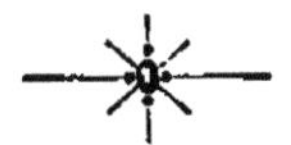

MASSAGE ET TEMPÉRATURE

Une autre question, connexe à la circulation, est celle de la température calorique et algidique.

La théorie de la chaleur repose sur un principe de physique universellement répandu dans le règne minéral, végétal, animal. Chacun sait que la chaleur dilate, que le froid resserre, mais ce que plusieurs peuvent ignorer, c'est que la dilatation ou le rétrécissement varie de proportions suivant le diamètre des tubes, c'est-à-dire que la dilatation est d'autant plus grande que le diamètre des tubes est plus petit.

Ainsi sur un tube de 3 à 5 centimètres de diamètre, la dilatation et le rétrécisssement ne varient guère, que de quelques millimètres, tandis que sur les capillaires, les tubes nerveux qui ont de trois à vingt millièmes de millimètre de diamètre, la dilatation et le rétrécissement obtenu du froid et du chaud peut être de 70 0/0 des deux tiers, proportion qui surpasse tout ce que notre imagination aurait osé concevoir sans les observations microscopiques.

Mais alors sur les capillaires qui n'ont que quelques millièmes de millimètre de diamètre, l'influence du froid et du chaud doit être considérable comme du reste, sur la circulation de la sève dans tous les végétaux.

C'est un principe dont les applications pratiques me paraissent beaucoup trop réglées en pathologie et en médecine.

L'algidite d'un membre est la première cause des atrophies et des paralysies si fréquentes.

Les vaisseaux sanguins sous l'influence algide prolongée ont leur calibre diminué d'un tiers, de moitié et plus, il y a donc un tiers, moitié de la quantité de sang nécessaire à la nutrition de l'organe qui n'y pénètre pas, de là, défaut de nourriture, atrophie, dessèchement.

Tout membre chez l'enfant, le vieillard

ou l'homme d'âge mûr qui ne prend plus de nourriture, diminue de longueur et de grosseur, est toujours sous une influence algide qu'il est parfois difficile de vaincre.

Un enfant de 9 ans avait les deux jambes affreusement atrophiées, recourbées dans le corps, avec suppuration à toutes les articulations ; il éprouvait depuis 15 mois l'algidité des membres et la nutrition ne pouvait plus se faire.

Pour ramener la chaleur, il a fallu placer l'enfant dans un bain très chaud, matin et soir pendant dix minutes. Au premier bain, l'eau était chaude, la mère ne pouvait y tenir la main. Et l'enfant de dire, « pas assez, j'ai encore froid ». Et un petit filet chaud coule jusqu'à ce que l'enfant dise : « Assez maman, j'ai chaud, je n'ai jamais été si bien, je serai guéri, tu verras. » Et de fait, contre toute attente et toute espérance, l'enfant était guéri après quelques mois par la simple chaleur aidée du massage. Le massage en la circonstance se fait par un léger froissement de tous les vaisseaux atrophiés. Les vaisseaux gonflés de sang se prêtent mieux par le froissement à la dilatation des plissements, de rétrécissements, des rides qui se sont produits sur les parois des vaisseaux sous l'influence d'une longue période algide.

Masser un organe refroidi, donne peu de résultats, il faut 10 à 15 minutes pour y ramener la chaleur, mieux vaut réchauffer d'abord le membre par tous moyens, puis faire le massage ensuite.

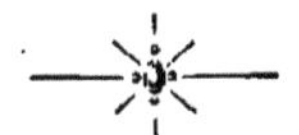

MASSAGE ET VASELINE

Bien des masseurs emploient un corps gras sur l'épiderme, sur les doigts, ont soin d'épiler la partie que l'on veut travailler sans y rien laisser, puis répandent une couche de vaseline, de poudre onctueuse afin d'aider le glissement des doigts.

Tous ces préparatifs ne donnent pas de résultat sérieux, si les doigts glissent sur l'épiderme, le froissement spécial au nouveau massage devient impossible.

Peut-être autrefois, pour les longues frictions, le glissement des doigts s'opérait plus facilement, mais les effets étaient-ils meilleurs ? c'est peu probable !

Avec le nouveau massage, un épiderme légèrement rugueux se prête beaucoup mieux au froissement et les résultats sont bien supérieurs.

Je n'ignore pas qu'un corps gras déposé sur la peau peut pénétrer à travers les pores et les tubes sudorifiques, dans les couches voisines du derme, mais cette pénétration est très lente, très minime et vraiment peu de chose en face de ce que l'on peut obtenir des circulations sanguines et lymphatiques portées à leur maximum. Les infusions endermiques n'ont guère d'utilité pratique que pour les médicaments extrêmement concentrés qu'il serait trop long et difficile de faire pénétrer autrement dans le sang.

Mais ici nous n'avons point à nous occuper de cette question qui est en dehors de notre but. Il suffit de dire qu'après des expériences multiples, le meilleur massage est celui qui se pratique sur l'épiderme naturel revêtu de quelques étoffes légères.

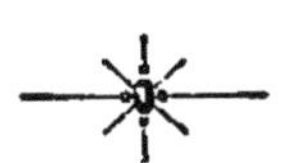

MASSAGE SUR LES VÊTEMENTS

Le meilleur massage est celui fait sur les vêtements, la pression est plus douce, plus délicate, plus uniforme, plus étendue.

Pendant 15 années, j'ai pratiqué le massage sur l'épiderme, la chair et les muscles, mais des essais répétés m'ont convaincu de la supériorité du massage sur les vêtements, les résultats seraient d'un tiers d'efficacité en plus.

Sur certaines personnes aux organes délicats, aux capillaires, aux vaisseaux sensibles et affaiblis, à la peau, aux muqueuses très fines, l'intermédiaire d'un ou de plusieurs linges est presque obligatoire et ne peut que favoriser le massage sans jamais le gêner.

Il va sans dire que les étoffes épaisses, les tricots feraient obstacle en ne permettant pas de saisir les organes, les muscles,

les vaisseaux dans leur profondeur pour en opérer le léger froissement.

La saisie de l'épiderme est souvent gênée par le suintement de la sueur des glandes sébacées, aussitôt que l'épiderme est un peu échauffé, les doigts glissent sans pouvoir former un bourlet qui en favorise le froissement.

Longtemps le massage s'est fait sur l'épiderme ; ceci se comprend pour l'ancien massage à longues frictions, mais le nouveau massage à froissements délicats se trouve beaucoup mieux, d'un intermédiaire même un peu rude et résistant.

Egalement pour le froissement des rides, du visage, des cicatrices, il y aurait avantage à user d'un linge tout comme pour celui des muscles et des organes de fortes dimensions.

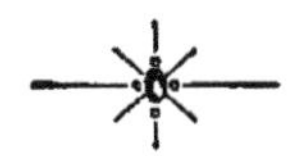

MASSAGE & INFECTION

L'effet du massage est d'activer la circulation, et si une infection existe, le massage ne ferait que développer le mal, auparavant il est nécessaire d'employer un désinfectant, même dans le doute il est bon de recourir à ce moyen. Les meilleurs désinfectants sont : le sublimé, le phénol, la résorcine, les vitriols, l'alun, le borax.

Ne pas oublier que toute suppuration provient d'infection, que les plaies, les ulcères ne doivent être touchés que par des mains, des linges, de la charpie purifiés par le chlore, l'eau de javel, si l'on a pas à sa disposition le coton aseptique spécialement préparé.

Le système japonais pourrait être facilement mis à pratique, il consiste à laver les plaies, les blessures, les ulcères avec quantité d'eau pure, afin d'en opérer un nettoyage complet ; deux à trois seaux d'eau ordinaire s'il le faut, puis recouvrir de coton ou de linge bien désinfecté. Et la cautérisation et la reprise des chairs s'opère plus vite et plus sûre que par les médicaments.

Pour hâter la cicatrisation d'une plaie, d'un ulcère, faire un léger massage, chaque heure ou chaque deux heures, de de 5 à 20 cent. autour de la plaie ; un massage trop près des bords pourrait gêner une cicatrisation commencée.

La cause de la lenteur dans la cicatrisation serait l'arrêt, le ralentissement du plasma du sang dans les capillaires et les veines naissantes ; le massage en précipitant la circulation dans les vaisseaux de retour, veines et lymphatiques, ne leur permettrait pas de subir la contagion putride. Ce système de massage délicatement conduit peut rendre bien des services et diminuer de moitié la durée de toute cicatrisation.

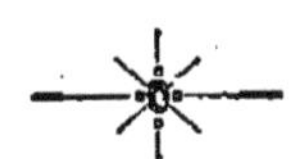

MASSAGE ET MAGNÉTISME

L'école de Massage de Paris, 23, rue Saint-Merri, (directeur Docteur Durville), pose en principe que le massage n'opère que par le magnétisme, que l'on est bon masseur parce quel'on est bon magnétiseur. Cette question a été l'objet de sérieuses études et de nombreuses expériences. Mais tout examiné et bien pesé, je crois que cette connexion du massage et du magnétisme, si elle a pu avoir quelque réalité avec les anciens procédés du massage, n'a aucune vérité ni aucune raison d'être avec le nouveau massage par froissement.

Le magnétisme obtient certains résultats dans un cercle assez restreint de maladie, on aurait désiré que le massage lui soit une préparation en servant de passe et de contacts magnétiques, mais tout le bien obtenu par le magnétisme uni au massage aurait pu être obtenu suivant les cas par l'un ou l'autre séparément. Il me semble que cette connexion du magnétisme et du massage n'a été que pour masquer l'impuissance du massage ancien.

Le nouveau massage par froissement a bien d'autres allures sans s'inquiéter de l'aide qu'il pourrait parfois recevoir du magnétisme et des influences morales, il a une efficacité propre spéciale de vaste étendue.

Les froissements successifs des capillaires ravivent la circulation du sang, ramènent les vaisseaux atrophiés aux dimensions primitives, ramollissent les kistes, les squires et les durillons, forcent toutes les excroissances, les fibromes, le gonflement des glandes à rentrer dans le cercle de la circulation, rétablissent les solutions de continuité des tubes nerveux dans les paralysies et les rhumatismes, modifient les formes des cellules nouvelles dans le renouvellement de l'épiderme et font disparaitre aussi toutes les traces défectueuses des cicatrices et cela seul par leurs propres vertus sans le secours du magnétisme.

Les deux raisons pour lesquelles le massage ne tire point sa valeur du magnétisme, c'est que le meilleur massage est celui que l'on fait sur soi-même, et que le massage fait sur les vêtements a un tiers d'efficacité en plus; or, dans ces deux cas, pas l'ombre de magnétisme. Puis pourquoi ne pas laisser au magnétisme ce qui lui revient et au massage ce qu'il peut produire ?

Ce que l'on obtient du massage est tout autre que ce que peut produire le magnétisme. En pratique, le magnétisme peut présenter des inconvénients aussi grands que ses avantages.

Bien des personnes hésiteront à se mettre sous l'influence magnétique de qui que ce soit. Mieux vaut employer le massage simple, débarrassé de toute pratique et préparatif superflus pour en faire le remède populaire sans danger et sans inconvénient.

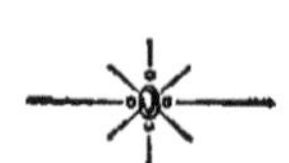

MASSAGE & VÉSICATOIRE

Un massage bien compris doit savoir fouiller les organes, chercher à placer délicatement les doigts, pour saisir les parois ou faces opposées d'un organe, d'un muscle ou d'un vaisseau pour en opérer le froissement. Si le massage doit être profond, ne pas se contenter d'effleurer l'épiderme, écarter suffisamment les doigts pour former un bourlet de ce que l'on veut travailler, en évitant tout froissement inutile contre les os.

Mais, dans les organes protégés par la cage thoracique ou l'encéphale qui sont inaccessibles au travail des doigts, la physiologie et l'expérience nous apprennent que la circulation du sang y est extrêmement abondante puisque les poumons reçoivent en un temps donné, autant de sang que le reste du corps. Egalement pour le cerveau et la moëlle des os.

Par une attaque indirecte du massage, à l'aide des doigts et des mains, à l'extérieur du cerveau et de la poitrine, il est possible d'attirer le sang à la périphérie, de dégager l'organe, de le soulager, d'y procurer un bien-être sensible en quelques minutes.

Au reste, la thérapeutique n'a pas de meilleurs systèmes d'action sur les organes protégés par des os que les remèdes externes, vésicatoire, iode, le chaud et le froid.

Longtemps on a appliqué le vésicatoire avec l'idée de débarrasser un poumon, ou un viscère congestionnés ; mais jamais physiologistes sérieux n'a cru que l'exsudat du vésicatoire soit l'humeur maligne ou le mauvais sang, cause de la maladie.

Il serait prodigieux que le sang put traverser la peau dont le tissu est différent du tissu subjacent, les muscles de la poitrine, grand et petit pectoral, sus-costaux, inter-costaux, sous-costaux et le double feuillet des plèves.

Ce qui s'écoule de la vésicule d'un vésicatoire, c'est le plasma, la partie la plus liquide, la meilleure, la plus nourricière du sang. Ainsi, le vésicatoire épuiserait autant que la saignée.

L'effet du vésicatoire serait de provoquer, sur un point donné, une action forte et caustique, à même de soulever l'épiderme de la couche du derme.

L'effet du vésicatoire se ferait sentir dans un rayon assez étendu en circonférence et en profondeur.

Mais au lieu et place du vésicatoire un massage réussit mieux, peut avoir une action beaucoup plus étendue et plus appropriée à l'organe en souffrance.

Le massage peut très bien se renouveler chaque demi-heure, chaque heure, jusqu'à une amélioration certaine bien sentie, tandis que le vésicatoire met 10 à 12 heures à produire son effet, et, si pendant ce temps, les symptômes du mal changent, s'aggravent, le patient n'a qu'à se croiser les bras en attendant un effet problèmatique, tandis que le massage peut se renouveler jusqu'à cessation de tout symptôme morbide.

Le meilleur procédé du massage est le froissement de la peau et de tous les muscles qui enveloppent la poitrine et la tête, continué jusqu'à sensation de chaleur sur l'épiderme, généralement un massage de quelques minutes suffit. Si l'opération a été douce et délicate, comme il est nécessaire de le faire aux enfants, il n'y a pas d'inconvénient à la répéter et à la prolonger.

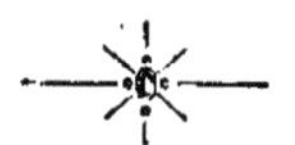

MASSAGE DES ORGANES FAIBLES

Il y a peu de natures parfaites. La juste proportion des membres, des systèmes musculaires, nerveux, sanguins et lymphatiques, ferait la créature idéale. Tous nous avons un côté faible ; il y a des faiblesses de famille, d'autres individuelles. Nous pouvons les apporter en naissant, ou bien elles nous viennent dans le cours ou les accidents de la vie.

Les uns, c'est l'appareil de la respiration, de la digestion, des secrétions, de la circulation du cœur ; d'autres ce sont les muscles des bras, des jambes, des reins qui sont disproportionnés au reste du corps. Eh bien, quel que soit notre point faible, par l'exercice, suivant la méthode Suédoise, ou par le travail des doigts et de la main, nous pouvons faire affluer le sang en cette partie trop faible et singulièrement la fortifier et la développer. Pour ramener à l'état normal un organe atrophié de naissance ou accidentellement, trois conditions sont nécessaires :

1° La température élevée de l'organe qui permet la dilatation de tous les vaisseaux sanguins, lymphatiques et des tubes nerveux, afin que le sang y circule, y dépose les sucs nourriciers qu'il contient. Un membre refroidi a ses vaisseaux contractés, et si un cinquième, même un dixième du sang qu'aurait pu recevoir cet organe est arrêté dans son cours, nécessairement le défaut de nutrition cause l'atrophie ; le remède ne saurait être autre que le calorique.

2° L'exercice du membre, c'est une méthode vieille comme le monde que le développement des organes par l'exercice. Des respirations très longues et très fortes un certain nombre de fois dans la journée, peuvent développer et dilater les poumons d'un tiers. Un jeune homme qui ferait des exercices de gymnastique deux heures par jour pendant un an verrait doubler de circonférence les muscles des bras au point de rompre la peau.

3º Le massage des organes, en renouvelant le sang, en y amenant la quantité voulue de sucs nourriciers, en dilatant les parois rétrécies de tous les vaisseaux, redonne vite à un organe atrophié les dimensions primitives.

Quand un membre a eu pendant longtemps des proportions normales, proportions perdues par accident ou atrophie, il est facile en peu de temps, par la chaleur, l'exercice et le massage, de ramener les dimensions premières.

La difficulté serait de rétablir dans les proportions ordinaires un organe disproportionné dès le principe et la naissance ; c'est ici que le massage déploie toute sa puissance, conjointement avec la chaleur et l'exercice ; son action doit porter sur les vaisseaux, les muscles et l'ossature.

Les vaisseaux sont les plus faciles à développer, en les froissant surtout quand ils sont gonflés de sang, leur dilatation se dessine en grosseur, en longueur ; ce qui permet le transport d'une plus grande quantité de sucs nourriciers ; chose importante, car, si un organe a besoin de 500 à 600 litres de sang par jour pour faire choix de sa nourriture, s'il en reçoit 100 litres en plus la nutrition forcée aura vite augmenté ses dimensions.

Les dimensions des muscles peuvent être facilement augmentées par le massage. Des exercices continués méthodiquement développent vite les muscles dans leur grosseur. Pour le développement en longueur, le massage par froissement est d'un grand secours. Il y a dans le corps humain des muscles de toutes formes et de toutes dimensions. Généralement les muscles à tendon devront être travaillés sur les fibres d'attaches, aux extrémités de préférence aux tendons assez peu susceptibles d'extension. Il serait préférable que le massage soit fait sur les muscles à l'état de tension plutôt que de relâche.

Reste les os à allonger. Les incrédules vont crier à l'impossibilité ; mais résonnons. L'os est formé d'une partie durcie qui reçoit une grande quantité de sang, parce que l'os n'utilise guère que les phosphates qui sont en petite quantité dans le sang. Mais autour de l'os, il y a le périoste, cette pellicule épaisse, rugueuse, qui est l'enveloppe nourricière et formatrice de l'os. Je dis formatrice de l'os comme le témoigne l'opération, faite par les étudiants en médecine. On fend délicatement la patte d'un chien, en séparant le périoste et en enlevant l'os, sans rien endommager, puis le tout est rajusté et après quelques mois l'os s'est reformé. Tout ce que distille le périoste est de l'os, parconséquent, dès lors que vous prendrez des mesures pour augmenter successivement, insensiblement le périoste, l'augmentation de l'os s'en suivra naturellement.

Il est vrai qu'il est nécessaire d'apporter à cette opération, attention, délicatesse et expérience, mais cela est sans danger, coûte peu, et est à la portée des plus déshérités de la fortune.

Ainsi, par des moyens relativement faciles, il est possible d'allonger de 2 à 5 centimètres un membre trop court ; et, même sur l'ensemble de personnes trop petites de taille ayant plus de 26 ans, âge où la taille est arrêtée, on a pu leur donner en plus 5, 10 et 15 centimètres, ce qui faisait une taille moyenne et acceptable.

Il est clair que les résultats obtenus sont en raison de la puissance vitale de la personne, de son appétit, du bon état des liquides et des vaisseaux sanguins. Plus il y a de force dans la personne, plus on peut la travailler et plus on obtient de résultats.

MASSAGE DES ENGELURES

Bien des personnes conservent un triste souvenir des souffrances enfantines causées par les engelures. Les mains, les pieds, parfois les oreilles, ont vu se reproduire à chaque retour du froid, ces gonflements lisses, luisants avec d'insupportables démangeaisons, suivies de suppurations sans fin, depuis les premiers froids jusqu'au printemps.

Des remèdes de toutes sortes ont été pronés, essayés, sans beaucoup de résultats. Avec l'âge, le durcissement de l'épiderme et certaines dispositions physiques, disparaissent les symptômes de cette affection peu dangereuse il est vrai, mais douloureuse et fort ennuyeuse en bien des circonstances.

La cause de la maladie serait la congestion des capillaires sous l'action d'un froid prolongé. Un froid de courte durée ou quand le sang est fort, en mouvement, en agitation loin de nuire aux engelures, pourrait contribuer à leur guérison.

Quand les capillaires ont été une première fois affaiblis par la congestion et l'inflammation, il est rare que les mêmes accidents ne se renouvellent pas un certain nombre d'années. Un léger massage par froissement de l'épiderme et du derme, sans jamais appuyer sur les os, fait disparaître en quelques heures les démangeaisons et les inflammations. Il est bon de commencer aussitôt que les premiers symptômes se manifestent, et ne pas travailler avec l'extrémité des doigts et des ongles, ce qui serait douloureux, mais avec la partie palmaire du pouce et des doigts. La durée du massage est en raison de la douceur.

Un massage habile peut diminuer une inflammation d'engelure dans une soirée, s'il est renouvelé chaque quart d'heure ou chaque demi-heure ; pour les pieds, les oreilles, on réussit avec une facilité surprenante.

Que les personnes sujettes à ces petites misères, n'attendent pas le retour de la maladie, qu'aux premiers froids elles pratiquent le massage et préviennent le retour du mal, il est plus facile de prévenir que de guérir.

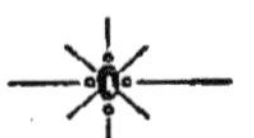

MASSAGE DES YEUX

Le massage des yeux réussit généralement très bien.

Que l'œil soit fatigué par un travail à une lumière trop vive ou trop faible, que les paupières soient gonflées ou chassieuses, qu'elles soient injectées de sang ou sujettes à d'inquiétantes suppurations, un léger massage de 2 à 6 centimètres autour de l'œil active la circulation du sang et fait disparaître toute trace de malaise.

Le froissement doit se faire dans le sens vertical et horizontal, en formant avec les paupières de petits bourlets, qui facilitent l'opération, pour les paupières inférieures saisir une partie de la joue jusqu'au dessous de l'os malaire.

La raison pour laquelle le massage ne

doit pas être fait à l'extrémité des cils, c'est
que l'engorgement des vaisseaux sanguins
de la paupière, ne se dégage efficacement
qu'au point, où les vaisseaux particuliers
des paupières se déversent dans les vaisseaux sanguins ordinaires, c'est-à-dire à
5 ou 6 centimètres de l'extrémité des paupières. Travailler les paupières à l'extrémité des cils donne peu de résultats, tandis
qu'à 4 et 6 centimètres, ils sont presque
instantanés et surprenants.

Ainsi, en trois courtes séances, j'ai guéri
des paupières gonflées, suppurantes, para-
lysées, que 4 années de traitement par un
oculiste de renom, avaient réduit à la pers-
pective de devenir aveugles. Le travail des
paupières, fait judicieusement avec expérience, réussit toujours même sur les personnes très âgées.

L'intérieur de l'œil, les faiblesses de
vision sont également améliorées par le
massage. La cataracte prise au début, se
dissipe par le froissement des paupières.
A une époque avancée, elle se murit plus
vite et l'enlèvement en est plus facile.

Ne pas oublier que travailler trop souvent les paupières, amènerait leur dessèchement, comme celui des autres organes,
il faudrait alors un léger soulèvement et
pincement chaque 2 jours pour ramener
l'état naturel.

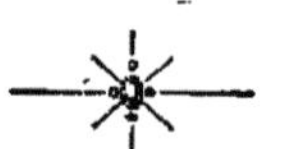

MASSAGE DU LARYNX ET DES BRONCHES

Très souvent la toux, les rhumes, les bronchites, avec leur cortège d'infirmités, nous causent des ennuis, au moment où nous aurions besoin du libre exercice de nos facultés.

Est-ce un voyage, une visite, une réception, une affaire sérieuse à traiter ? Une grippe incommode gêne toute application.

Le moyen facile de recouvrer le calme ordinaire et naturel est le massage. Chercher à placer les doigts de manière à former des bourlets successifs des muscles pectoraux, dorsaux, sus-costaux, autour du cou et même de toutes les parties charnues de la tête, afin de les froisser pendant quelques minutes, jusqu'à chaleur sensible.

Si l'irritation est prononcée, renouveler le massage chaque demi-heure pendant la soirée. Avoir soin de ramener la chaleur à tout prix et par tout moyen, la flanelle et l'eau chaude s'il le faut; la guérison n'est possible que quand la sensation de froid, d'algidité a disparu.

Personne n'ignore que ces malaises ne surviennent qu'aux changements trop brusques de température, qui obligent les tubes nerveux à des gonflements successifs, variqueux et parfois à de légères solutions de continuité de la moëlle nerveuse, ce qui les met dans l'impossibilité de remplir leurs fonctions.

Avec la chaleur qui dilate les tubes nerveux et les innombrables vaisseaux, qui enveloppent le larynx et les bronches, et un massage méthodique, qui active la circulation, je ne crois pas qu'un rhume ou une toux naissante puisse résister au-delà d'une soirée.

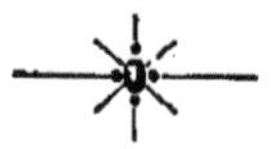

MASSAGE & SCROFULES

Les scrofules sont une infirmité fréquente et connue sur laquelle il est inutile
d'insister.

Elle consiste dans l'engorgement chronique, et le développement exagéré des
ganglions lymphatiques (1). Les ganglions
qui se rencontrent de distance en distance
dans les canaux lymphatiques, affectent
généralement la forme d'une fève aplatie.
Les vaisseaux (2) afférents et surtout les
vaisseaux efférents, les alvéoles, les sinus
lymphatiques y sont de très petit calibre,
ce qui les rend sensibles aux contractions

---

(1) Un ganglion se compose 1º d'une enveloppppe fibreuse
2º d'une substance corticale granulée 3º d'une substance
médullaire striée.

(2) Les vaisseaux afférents amènent la lymphe dans l'intérieur du ganglion. Les vaisseaux efférents reconduisent
cette même lymphe légèrement épurée dans les canaux
lymphatiques.

algides. D'après les explications donné ailleurs, que les rétrécissements produits par
le froid, sont d'autant plus grands que les
vaisseaux sont plus petits.

Les vaisseaux efférents et surtout les
vaisseaux de transition, auraient tout
comme dans le système sanguin, une disposition au rétrécissement plus grande, que
les vaisseaux afférents.

Alors la lymphe amenée par les canaux
afférents, trouvant les canaux de transition
et les afférents rétrécis sous l'influence du
froid, cette lymphe s'accumule, se dénature
avec le temps, et force l'enveloppe fibreuse
des ganglions, à se développer jusqu'aux
dimensions énormes, que nous constatons
sur les chétives créatures qui en sont les
victimes.

Après de minutieuses recherches, la
seule et vraie cause des scrofules serait
l'algidité, ce qui a valu à cette maladie le
nom d'humeurs et de tumeurs froides.

Elle survient aux enfants qui reposent
la nuit dans un local froid et humide, entre
fenêtres et portes mal jointes, sans être
suffisamment couverts.

Elle survient encore chez des jeunes gens momentanément affaiblis par des ennuis, des préoccupations, du surmenage avec diminution d'appétit et par là d'oxydation du sang et de chaleur du corps. Les scrofules, les écrouelles, apparaissent souvent autour du cou ou les nombreux ganglions sont plus exposés à l'air. Le froid de la nuit serait plus dangereux aux personnes qui ont l'habitude de laisser à découvert les ganglions du cou, des aiselles, qui recherchent le froid et s'y complaisent ; les personnes à peau très fine, dont les ganglions subjacents sont moins protégés du froid, y seraient plus exposées.

Voilà la théorie des scrofules qui m'a paru rationnelle, basée sur les faits. Est-elle certaine ? J'ose l'espérer !

Reste à examiner la guérison de cette affreuse maladie et le traitement par le massage.

La cause de la maladie étant l'algidité, le remède devrait être le calorique ; de fait, il influe beaucoup sur la guérison et la première condition pour traiter un ganglion

lymphatique hypertrophié, c'est la dilatation des vaisseaux de retour par la chaleur,
mais surviennent vite les complications,
les vaisseaux, sous l'influence d'un rétrécissement prolongé, se sont atrophiés, rétrécis, plissés, ridés, et la chaleur seule
ne suffit pas à ramener l'état primitif;
outre, la chaleur qui les dilate y appelle la
lymphe; un léger froissement du massage
le long des canaux les déride, les élargit
et tend à leur rendre successivement leurs
dimensions primitives et normales.

C'est surtout quand les dépôts de la
lymphe sont durcis dans les ganglions,
que le froissement autour de la glande est
nécessaire pour amener le ramollissement,
la division, la séparation des parties durcies dont les débris sont facilement entraînés dans la circulation lymphatique.

Il n'est pas sans intérêt de voir ces ganglions développés à l'excès, fondre à vue
d'œil sous le travail des doigts. Il est évident que le travail de résorption est plus
facile quand la tumeur est récente.

Quand il y a désorganisation et suppuration, même depuis un long temps, la

reconstitution des vaisseaux lymphatiques et la guérison sont encore possibles ; sans doute les vaisseaux détruits ne peuvent être reconstitués, mais les vaisseaux voisins, assainis, développés par un massage méthodique, peuvent suppléer ceux qui manquent et leur grande quantité, 200 par centimètre carré, rend cette opinion acceptable.

Si maintenant, d'autres organes que les vaisseaux lymphatiques avaient été touchés, comme le périoste, les muscles, un massage méthodique peut toujours arrêter le développement d'une tumeur et en amener la cautérisation.

Ainsi donc un massage habilement pratiqué fera disparaître tous les gonflements et les tumeurs à leur début, arrêtera en moins de huit jours toutes les suppurations, et les traces d'ulcères parfois si désagréables disparaîtront par les moyens indiqués à l'article cicatrice.

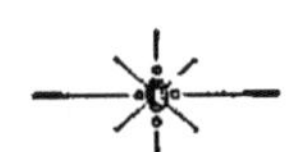

MASSAGE ET TUBERCULOSE

Au Congrès de la Tuberculose, tenu à Paris en Septembre 1905, plusieurs points de cette redoutable maladie ont été élucidés. D'abord, on ne naît point tuberculeux, la transmission de la tuberculose par génération n'existe pas. Nous n'avons à combattre que la tuberculose acquise. Sans doute, dans une famille de tuberculeux, le danger de contagion, par la respiration, les linges, la nourriture sera plus à redouter, mais les précautions hygiéniques peuvent toujours préserver l'enfant que l'on croyait fatalement voué à la maladie, par cela seul qu'il était né de parents tuberculeux.

Puis, dans ce même Congrès, le docteur Behring a parlé de la possibilité de rendre les cellules innombrables du corps humain réfractaires aux bacilles de la tuberculose du docteur Kock. Il serait à désirer que les expériences, que l'on nous annonce comme concluantes, dans quelques années, aient tout le succès qu'en attend son auteur pour le plus grand bien de l'humanité. Mais que ce spécifique soit, à introduire par injections endermiques ou par les voies ordinaires de de l'ingestion, il est nécessaire, pour avoir d'heureux résultats, qu'il n'ait aucune propriété nocive, qu'il soit de préparation facile, à bon marché, afin d'être à la portée de ceux qui en auront le plus besoin, des miséreux de la terre ; et enfin que ce sérum entre en contact et exerce une influence permanente sur toutes les cellules du corps humain.

Ce dernier point appelle quelques développements.

Les cellules viennent du plasma du sang qui, par endosmose, transfuse à travers les parois des capillaires, s'épaissit et sert à former les cellules. Les cellules se renouvellent fréquemment comme nous pouvons nous en faire une idée par l'abondance de la nourriture et des sécrétions quotidiennes. La quantité de nourriture solide et liquide étant en moyenne d'un trentième du poids du corps, il s'ensuit que le renouvellement des cellules doit être fréquent. Sans doute il y a de nombreuses exceptions suivant les divers organes, mais la base de cette appréciation ne perd rien de son exactitude.

Ainsi donc pour que les cellules, à mesure de leur formation, soient à l'abri des attaques des bacilles de la tuberculose, le sérum devrait être renouvelé constamment.

L'influence du sérum du docteur Behring sur les cellules du corps humain restera encore longtemps problématique ; du reste point n'est besoin de ce sérum. Un sang fort, puissant, qui alimente des cellules bien constituées, non seulement ne se laisse point attaquer par les bacilles, mais lui-même, plus fort que les bacilles, les détache, les détruit, les entraîne dans le torrent de la circulation et des sécrétions ; et la meilleure preuve, c'est que le signe de guérison certaine de la tuberculose, admis par tous les thérapeutes, c'est le poids du sang et des cellules. Tout tuberculeux qui augmente de poids est tuberculeux sauvé ; or le seul moyen d'avoir un sang fort, c'est, avec une une nutrition abondante, une circulation puissante et rapide qui épuise les intervalles intercapillaires, entraîne les débris des anciennes cellules, pour faire place nette à la formation de nouvelles, pleines, fortes, bien conditionnées, inattaquables aux bacilles les plus dangereux.

Et une bonne circulation, dans l'ensemble et le détail, ne s'obtient que par le massage, moyen bien plus certain et plus rationnel que les ingrédients chimiques qui attaquent toutes les cellules avec lesquelles ils sont en contact, les bonnes comme les mauvaises. Un massage de quelques minutes est le plus puissant, en même temps que le plus inoffensif, des dépuratifs. Une enfant de 12 ans au tempérament sanguin, au teint violacé, menacée chaque jour d'éblouissement et de congestion a été soumis à un massage quotidien de 2 à 3 minutes.

A partir du second jour les sécrétions

ont été troubles et boueuses et après dix
jours, transformation complète, ce n'était
plus le même teint, le même sang, la
même figure, tout était amélioré, purifié.
Dix jours de repos ont été accordés à l'enfant, puis le massage a repris, mais sans
succès, la dépuration était complète.

Pour épurer le sang, ce ne sont pas toutes
les pilules du monde, séparément ou toutes
ensemble qui sont capables d'une dépuration franche, inoffensive. Une eau trouble,
bourbeuse ne s'éclaircit, ne se purifie que
par une circulation précipitée sur le sable
ou les cailloux. Si vous voulez l'éclaircir
par un ingrédient chimique, elle deviendra
claire sans doute, mais dénaturée, impro-
pre à tout service.

Egalement pour le sang, voulez-vous le
purifier, activez la circulation, précipitez
son cours par un léger massage tout le long
des membres et le plasma du sang si chargé
soit-il d'impuretés, de déchets, au contact
des globules du sang se purifiera, s'éclair-
cira, procurant ainsi, le renouveau de tout
notre organisme

Si un membre, un organe est menacé de
tuberculose, un léger massage par froissement le débarrassera en peu de temps,
forcera les bacilles à déloger et à suivre
la voie des sécrétions.

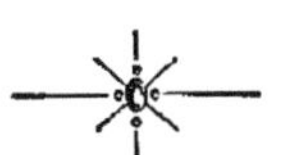

MASSAGE DES SQUIRRES

Le squirre est une tumeur qui a la dureté de la pierre, à son début de la grosseur d'une lentille. il peut arriver à un développement considérable.

La cause du squirre serait un défaut de circulation du plasma du sang et quelquefois encore de la lymphe. Dans certains organes délicats, si le tissu a été meurtri, qu'un épanchement se soit produit, qui ne puisse plus se dissiper, alors il y a durcissement des liquides et formation de squirre. D'autres fois, le durcissement peut se produire sur le périoste ou dans tout autre organe qui serait pendant un temps assez long sous une influence algide. Le rétrécissement produit par le froid sur les capillaires et les veinules serait la cause la plus ordinaire de la persistance des engorgements du plasma et de la lymphe.

Un léger froissement des doigts a une action dissolvante à laquelle rien ne résiste, si l'on a soin de procéder partiellement en saisissant bien le squirre entre deux ou trois doigts dans sa partie inférieure et sur les côtés. Un froissement méthodique de quelques minutes matin et soir, amollit les molécules durcies et, à mesure qu'elles se détachent, les rejette dans le torrent circulatoire.

Souvent, sous certaines influences naturelles, ces durcissements disparaissent d'eux-mêmes, c'est ce qui explique comment le moindre froissement a si facilement raison de ces squirres quelle qu'en soit la nature et la provenance.

Après un certain temps, un an, dix-huit mois, le squirre change de nature, sa substance s'altère, quelquefois il passe à l'état de cartillage, mais plus souvent à l'état de corruption et d'ulcère ; il est évident que le massage n'a plus une action aussi sûre et aussi rapide que si le mal avait été traité dès la première formation. Même à l'état de suppuration, le massage peut encore rendre le service de réduire la tumeur, de faire sécher la plaie en activant la circulation dans les vaisseaux de retour du sang.

L'enlèvement d'un squirre par opération peut avoir été jugé nécessaire, mais fréquemment il y a récidive du mal. Quelque temps après apparaissent de nouveau des points durs de la grosseur d'un pois, d'une lentille dans les chairs ou sur le périoste, provenant d'une racine, d'une fibre oubliées.

Gardez-vous bien d'y toucher dit le Docteur de la Famille, les frictions augmenteraient le mal, et un vrai masseur vous dira : froissez-moi très délicatement ce squirre naissant et, après 3 ou 4 massages de quelques minutes, vos angoisses auront disparu.

Je crois que MM. les Chirurgiens, coutumiers de la souffrance chez autrui, ne se doutent guère de la somme de répulsion et de frayeur d'une personne qui attend son tour d'être taillée en chair vive.

L'ancien massage, celui à fortes frictions, serait nuisible et ferait vite développer le mal; mais le massage léger et délicat, tel qu'il est conseillé dans la présente méthode, n'a jamais d'inconvénient et réussit toujours, s'il est fait suivant les règles qui y sont tracées.

MASSAGE DES FIBROMES

C'est un beau succès du massage, de pouvoir préserver d'opérations douloureuses et souvent dangereuses tant de personnes atteintes de fibromes et d'excroissances anormales.

Au début toutes ces infirmités, sans exception, sont réduites par le massage. La puissance de décomposition du sang agit sur toutes les matières étrangères qui font obstacle à son cours. Ainsi les corps les plus durs, les fils ou nerfs qui servent à lier les artères dans les opérations chirurgicales, disparaissent entièrement en peu de temps, dissous et entraînés par la force de la circulation.

Toute excroissance anormale provient d'un afflux du sang par les artères, sans que les vaisseaux de retour et de décharge, les capillaires et les veines exercent suffi-

samment leurs fonctions. Un léger froissement méthodique de ces excroissances,
même des tuniques enkystées, en provoque
le ramollissement, puis la disparition
entière dans la circulation sanguine.

Ces massages doivent être doux et délicats,
si la pression était trop forte, il y aurait
vite sensibilité et gonflement ; avoir soin de
bien froisser successivement autour de la
grosseur et en dessous les points de contact
et d'attache.

Si les parties durcies et enkystées étaient
profondément situées, comme au centre du
misentère, le traitement serait un peu plus
long, mais aussi efficace.

Tout fibrome de moins de six mois à
chance de disparition facile. Si la tumeur
était plus ancienne, qu'elle ait subi des
transformations dans sa texture, d'une
couleur plus ou moins foncée de jaune ou
de brun qui est l'indice de décomposition,
le massage pourrait être essayé à la rigueur
pendant quelque temps, mais sans garantie.
Il n'y aurait d'autre espoir qu'une opération chirurgicale qui aurait peu de chance
de succès.

Les personnes suspectes d'infirmités semblables aimeraient à connaître les causes ordinaires de ces développements exagérés, en même temps que les raisons pour lesquelles le massage aurait autant d'efficacité.

D'après la pathologie, le fibrome serait le produit de certaines adhérences qui ne se sont point détachées dans quelques opérations naturelles ou chirurgicales et qui au contraire, ont formé noyau autour duquel se sont développés ces masses énormes que l'on rencontre quelquefois.

Un léger massage de quelques minutes durant 3 ou 4 jours aurait vite dissipé le danger et prévenu les craintes de l'avenir.

Sur un grand nombre de cas consignés dans les ouvrages spéciaux, est aussi indiquée une sensation de froid.

Le misentère est universellement refroidi. Très souvent cette sensation de froid n'est pas pénible, au contraire, ce qui fait qu'on y attribuait peu d'importance avant les observations microscopiques Et cependant si une influence algide a réduit le diamètre des capillaires et de tous les vaisseaux de l'intestin d'un tiers ou de moitié ; nécessairement le plasma et la lymphe ont eu facilité de se durcir et de se développer. Et, pour aggraver le mal, au lieu de ramener la chaleur par des vêtements, on les supprime pour ne point paraître d'une grosseur ridicule.

Avant tout massage fructueux, aider au dégagement des vaisseaux de l'instestin, par le maximum de dilatation calorique. Du reste, de tous les organes du corps humain susceptibles de massage, le mésentère avec ses contenus, le foie, l'estomac, l'iléon, les organes de digestion, de reproduction, de sécrétion est celui qui demande a être travaillé le moins de temps et donne les meilleurs résultats.

La circulation y est très vite rétablie, à cause du grand nombre de vaisseaux qui les parcourent.

A certaines époques, les organes de nutrition et de reproduction doivent fournir un travail considérable de circulation. Le grand nombre de viscères rend plus fréquent et plus dangereux les arrêts et les engorgements de circulation, comme aussi il rend plus efficace le travail du massage.

Une digestion pénible et difficile, une indigestion disparaît par un massage d'une demi-minute. En très peu de temps s'opère par le massage la résorption du liquide du péritoine, comme aussi de tous ceux contenus dans les autres parties de l'intestin.

Ceci tient à ce qu'un léger froissement habilement pratiqué agit sur un nombre infini de vaisseaux sanguins, lymphatiques, de toutes dimensions et de toutes directions.

MASSAGE DES VARICES

Le gonflement des veines est une affection fréquente qui entraîne de graves conséquences.

Les varices, localisées à une partie ou développées dans tout le membre, sont une gêne et parfois un danger, si elles viennent à s'ouvrir et amener ces suppurations sans fins, si pénibles et si douloureuses.

Autrefois, le massage était interdit à tout variqueux, d'une manière absolue; à aucun prix il ne fallait toucher et travailler les veines malades. MM. les Docteurs, depuis longtemps, ont recommandé, et recommandent encore, la pression continue par les bandes ou les bas élastiques, sans beaucoup de succès.

Une légère digression physiologique éclairerait la question.

Les dilatations variqueuses viennent-elles de la circulation du sang elle-même, de sa fluidité, de son épaississement, ou bien d'une obstruction extérieure ?

D'abord, la circulation se faisant de veines plus petites en des veines plus grosses, l'épaississement du sang ne saurait être la cause directe de l'engorgement variqueux. Reste donc l'obstruction extérieure.

La pression des muscles, la position défectueuse des organes et des membres tendus et fatigués, l'engorgement des capillaires gonflés de liquide auraient sur le resserrement des veines une influence réelle, fréquente, plus funeste que celles que le sang rencontre dans l'intérieur des vaisseaux.

Les compressions élastiques, en pressant pêle-mêle, tout ensemble, les muscles, les tendons, les vaisseaux veineux, artériels, lymphatiques, gênent et obstruent la circulation veineuse, sans nuire beaucoup à la circulation artérielle ; pour être logique, il faudrait des appareils élastiques qui maintiennent, en de justes proportions et limites, le développement régulier, normal des veines, sans toucher aux autres organes, ce qui est chimère.

La vraie cause des varices, ce sont les vaisseaux afférents du sang, les artères, qui fonctionnent avec abondance, tandis que les vaisseaux de retour du sang au cœur, les veines ne peuvent suffire à leur rôle. Or, une pression générale comprime beaucoup plus les veines aux parois flasques sans résistance, que les artères dures, plus épaisses, à enveloppes cartilagineuses. La déduction pratique est facile. Mettre de côté, si l'on veut guérir, tous les appareils élastiques, si ingénieux soient-ils.

Voici les résultats intéressants que l'on obtient du nouveau massage spécial.

Les parois veineuses, si facilement dilatées ou rétrécies, peuvent être ramenées à l'état normal et naturel sans aucun danger, si le massage est pratiqué avec une délicatesse proportionnée à la faiblesse des vaisseaux.

Pour obtenir des résultats prompts et

certains, il est bon de préparer la circulation veineuse de deux à dix centimètres autour de la veine gonflée, et de bien dégager les vaisseaux entre la veine obstruée et le cœur. Il ne serait pas prudent et l'on s'exposerait à nuire à une cicatrisation commencée, en attaquant résolument et directement, les parties gonflées et ulcérées.

Ce qu'il y a de particulier dans le nouveau procédé, c'est que, en massant légèrement et délicatement tout autour de la veine, en se rapprochant successivement de la partie malade, sans la toucher autrement qu'en l'effleurant, on obtient des résultats remarquables, et des veines que l'on croyait perdues et dénaturées à jamais, renaître à la circulation comme par enchantement.

Cette théorie, du reste, concorde avec l'opinion précédemment émise, que l'obstruction de la veine serait produite par l'engorgement des capillaires et des veinules tout proches et même qui entreraient en composition de ses parois.

Ce qu'il y a de surprenant, c'est que je

n'ai pas jusqu'à présent rencontré de varices dilatées, durcies, au teint violacé ou
noirâtre, qui n'ait guéri entièrement et
complètement par le nouveau massage
spécial. Dans les nombreux cas que j'ai eu
à traiter, jamais je n'ai vu ni complica-
tion, ni accident.

Cette crainte des caillots détachés me
paraît exagérée.

Un caillot est généralement formé de
fibrine et de globules, et la fibrine ne se
coagule qu'en dehors des vaisseaux de la
circulation; restent donc les globules du
sang qui peuvent se gonfler, mais n'ont
aucune disposition à s'accoler.

Et, comme les veines sont de plus en
plus grosses et développées en se rapprochant du cœur, le danger des caillots dimi-
nu et est peu à redouter.

L'âge influerait peu sur la durée du traitement, des personnes de 60 à 70 ans ont
guéri aussi vite que des personnes de 40 ans.

Un sang fort, bien conditionné, circu-
lant dans les vaisseaux, en fortifie les parois, tandis qu'un sang faible, gâté, déna-

turé, use ces mêmes parois, qui se dilatent et s'ouvrent au moindre effort et causent ces épanchements, ces hémorragies auxquels il est difficile de porter remède.

Quand les veines sont ouvertes, suppurent et forment ulcère, le massage aide beaucoup à la cicatrisation comme on peut le voir à l'article ulcère.

Si, des veines plus profondes que celles des varices ordinaires étaient obstruées, qu'une inflammation de ces mêmes veines sous le nom de phlébite soit constatée, le massage en rapport avec la profondeur des organes serait encore le meilleur traitement, mais il le faudrait assez profond pour atteindre les veines souffrantes et assez délicat pour ne blesser aucun vaisseau circonvoisin.

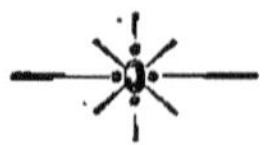

MASSAGE DES TUMEURS INTÉRIEURES
ET DES ULCÈRES

Le massage réussit, même à guérir et à dessécher les tumeurs intérieures. La cause de ces tumeurs serait l'afflux facile du sang, et son retour, gêné par certains obstacles, très souvent on constate dans un organe atteint de tumeurs, une influence algide, ce qui porterait à croire que l'obstacle réel au retour du sang, serait le rétrécissement opéré par le froid sur les capillaires et les veines naissantes.

Dans une tumeur ou un ulcère avec suppuration, les globules du sang ont vite fait de se frayer un passage par les nombreux capillaires et les veines, seul le plasma ou partie liquide du sang entre en contact du pus gâté et dénaturé, développe la suppuration, jusqu'à destruction de l'organe et des parties environnantes.

Mais, si les globules ont trouvé passage, à plus forte raison, le plasma du sang qui est bien plus liquide, doit-il pouvoir se frayer un chemin dans le voisinage de la tumeur pour rejoindre les veines !! Sans doute, ici intervient un autre facteur, l'endosmose, en vertu de la pesanteur spécifique, le pus attire le plasma du sang, et souvent on a vu une tumeur épuiser un organe jusqu'aux dernières limites.

Malgré cette opposition et cet attrait du plasma, le massage a une action et une puissance considérable, pour rappeler et maintenir le sang dans ses voies naturelles, et si peu que les vaisseaux sanguins et lymphatiques soient dégagés par un froissement habile ; le plasma a vite repris son cours et la tumeur desséchée, réduite, guérit d'une manière certaine plus rapidement qu'on oserait l'imaginer.

Le massage pour avoir du succès, doit être pratiqué de 3 à 15 centimètres autour de la tumeur et renouvelé chaque heure ou chaque deux heures, afin d'isoler l'ulcère en activant une très forte circulation.

Il est certain que si la tumeur, l'ulcère
était à l'état de putréfaction, d'infection, il
y aurait peu à espérer du massage, cependant si l'on pouvait facilement désinfecter
l'ulcère par le sublimé, le phénol ou les
nombreux ingrédients qui varient chaque
jour, sous la main du chimiste, le massage
pourrait avoir d'heureux succès.

Au sujet des ulcères, des plaies de mauvaises natures, voici la ligne de conduite
que l'on pourrait tenir.

Un cancer, généralement ne débute point
à l'état de cancer ; pendant un certain
temps, un an, dix-huit mois, il est à l'état
de squirre, puis passe à l'état d'ulcère avec
suppuration et pendant de longs mois encore
il est guérissable. Le cancer, serait alors
l'infection générale du sang, sans remède ;
mais ici, la science et le massage n'ont pas
encore dit leur dernier mot.

Je n'ignore pas que certains spécialistes
prétendent qu'un cancer présente dès son
début des caractères particuliers qui permettent de le regarder et de le traiter
comme tel. Mais en raison des obscurités

et des contradictions diagnostiques des savants de premier ordre, qui ne peuvent distinguer avec tous leurs moyens d'analyse et de contrôle, si un ulcère est cancéreux ou ne l'est pas.

Il est prudent en pratique de traiter tous les ulcères en général par un massage méthodique, joint à la désinfection et, en bien des circonstances, des succès inespérés viendront réjouir ceux qui auront usé des forces de la nature jusqu'à ses dernières limites.

Ces procédés et ces résultats rencontreront des incrédules sans doute, mais il y a une expérience facile et pratique, si vous avez une tumeur extérieure, un clou, un furoncle, une tourniole à un doigt, à la main vous pouvez le réduire, le dessécher en quelques heures par un massage très léger de 2 à 10 centimètres autour du mal. Avis aux amateurs.

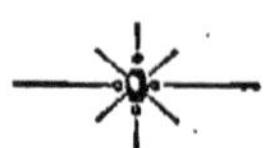

MASSAGE ET TATOUAGE

Bien des personnes laissent à découvert les mollets de leurs enfants.

Le Docteur de la famille a insisté sur ce point, afin de les durcir et de les rendre moins sensibles aux influences de la température.

L'intention est bonne, mais les résultats ne répondent pas toujours à l'attente.

Huit fois sur dix cet épiderme au grand air, fouetté du vent, n'a guère recueilli que rhumatismes et atrophies. Je connais une petite ville où 5 jeunes gens passionnés pour les mollets à l'air, sont devenus atrophiés et estropiés complètement.

Sur des enfants forts, aux robustes appétits, aux vaisseaux gonflés de sang, cette habitude, loin d'être nuisible, est bienfaisante à certaines périodes de l'année, mais dans les pays aux brusques changements de température, il n'y a pas plus de quelques mois, dans l'année où cette pratique soit sans danger. Que l'enfant faiblisse, que l'appétit diminue, que le sang soit moins fort, qu'une inactivité forcée se prolonge, alors sous l'influence algide, les vaisseaux se resserrent, le sang n'y circule plus en quantité nécessaire et une atrophie commence, qui sera longue à traiter et à guérir.

Cette habitude des sauvages ne devrait pas être limitée à un point; pour être logique il faudrait imiter tout ce qu'ils font pour rendre l'épiderme insensible au froid. Pour durcir, épaissir la peau, les sauvages ont recours au tatouage qui consiste en incisions longitudinales de l'épiderme avec un instrument bien tranchant, on y applique le suc de certaines plantes afin de développer l'épaisseur de l'épiderme.

Après une première opération on retaille entre les sillons, une première fois tracés, puis une troisième fois entre les intervalles encore indemnes ; le résultat est un épiderme deux à trois fois plus épais. Alors on peut braver impunément les variantes de température. - Avis aux amateurs.

Si, maintenant on désire le grand air, pour les mollets bien tournés, à la belle saison, le tatouage peut, jusqu'à un certain point être remplacé par le massage des capillaires et petits vaisseaux.

Le résultat sera d'assurer une circulation régulière, d'attirer et de maintenir dans les mollets une quantité de sang suffisante pour un bon fonctionnement et un entretien régulier de l'organe.

En pratique, toutes les fois qu'un enfant est fort, a bon appétit, beaucoup de mouvement, aucun inconvénient à craindre, aucun danger à courir : mais si, pour une cause quelconque, l'appétit fait défaut, le sang est faible, les mouvements, l'agitation sont restreints: alors mieux vaut couvrir les mollets, dans la crainte que l'influence algide prolongée ne se fasse sentir, avant-courrière des atrophies, des paralysies et des rhumatismes.

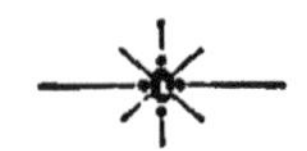

DEUXIÈME PARTIE

NATURE ET COMPOSITION
DU SYSTÈME NERVEUX

Avant d'entrer dans le détail des maladies nerveuses, qui peuvent être traitées avantageusement par le massage, certaines notions sur la nature et le fonctionnement du système nerveux aideront à saisir et à mieux comprendre les traitements indiqués. L'étude des nerfs est celle qui présente le plus d'obscurité.

Les nerfs servent de transition entre le visible et l'invisible, le matériel et le spirituel et auront toujours des inconnus aux investigations humaines.

La théorie que je me permets d'exposer laisse encore bien des obscurités, mais servant ici de base au traitement du massage spécial, elle donne de bons résultats et améliore ou guérit la plupart des malades qui souffrent d'affections nerveuses, sauf un petit nombre de cas regardés universellement comme incurables.

Un nerf est une agglomération en faisceau de tubes nerveux. Chaque tube nerveux continue son cours de l'extrémité des organes jusqu'à la moëlle de l'épine dorsale et du cerveau pour les nerfs sensitifs, et du cerveau et de l'épine dorsale jusqu'aux extrémités des membres pour les nerfs moteurs, sans jamais se mêler autrement qu'en s'anostomosant, se cotoyant, s'entre-croisant réunis ensemble par le névrilemme agglutinatif assez compact.

Un tube nerveux se compose : 1° d'une enveloppe extérieure ; 2° d'une moëlle à demi-solide ; 3° d'un filet nerveux central.

Le bon fonctionnement du nerf tient à la continuité de la moëlle intérieure. Aussitôt qu'une solution de continuité existe, le nerf ne remplit plus ses fonctions. Cette moëlle, a aussi une disposition à prendre avec une grande facilité, une forme variqueuse à renflements successifs, inégaux, ce qui amène demi-fonctionnement et demi-paralysie.

Chercher à faire le massage des nerfs, doit tendre à ramener la continuité de la moëlle des tubes nerveux.

Ici, les obstacles sont nombreux. Il y a d'abord la nature demi-solide de cette moëlle dont les cellules juxtaposées servent d'éléments de pile-électrique (1), puis le névrilemme compact, qui réunit ensemble des milliers de tubes nerveux, pour en former un nerf complet et enfin la position elle-

---

(1) L'électricité ou plutôt le fluide humain est différent de l'électricité ordinaire, ainsi l'électricité ordinaire a une vitesse approximative de 500000 kilomètres à la seconde, tandis que le fluide humain n'a que 32 mètres à la seconde. Cette variante provient-elle de l'électricité en elle-même, qui serait différente, ou du mode imparfait d'action des cellules positives et négatives l'une sur l'autre ? Les résultats assez constants de nombreuses expériences inclineraient vers l'opinion des deux électricités d'essence et de propriétés différentes. Ce qui explique le peu de succès des traitements si vantés de l'électricité. C'est le remède qui en médecine 'a le plus promis et le moins donné, peut-être arrivera-t-on à force de tentatives et d'expériences à de meilleurs résultats, il est permis d'espérer.

même du nerf dont le trajet peut être profondément situé et inaccessible au massage.

La question de température des tubes nerveux, tout comme pour la circulation du sang a beaucoup d'importance.

Les tubes nerveux sont très sensibles aux influences du froid et du chaud à cause de leur diamètre restreint de trois millièmes à deux centièmes de millimètre. Le froid peut réduire les dimensions des tubes nerveux de 60 à 70 0/0, c'est-à-dire des deux tiers. Aussi les modifications que le froid peut faire subir au système nerveux sont-elles fort nombreuses, naturellement si le froid resserre les tubes nerveux, la chaleur les dilate dans des proportions équivalentes, ce qui est d'une grande utilité dans le traitement.

Si l'on essaye le massage, les fortes pressions, les longues frictions sur des tubes nerveux rétractés de moitié ou des deux tiers sous une influence algide, l'effet sera universellement nul.

Même, un massage très long n'arrivera pas à une dilatation suffisante des parois des tubes nerveux rétrécis et dénaturés par un froid prolongé.

Il est nécessaire avant tout massage, de ramener l'organe à une température élevée et ce n'est que quand les parois des tubes nerveux sont à leur maximum de dilatation qu'un massage très doux et méthodique a des chances de faire disparaître les formes variqueuses et les solutions de continuité de la moëlle des tubes nerveux.

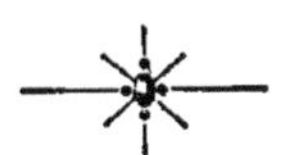

PARALYSIE

La paralysie est l'interruption du fluide nerveux, qui ne permet plus aux nerfs de remplir leurs fonctions motrices ou sensitives.

Généralement, on constate à l'examen microscopique des nerfs paralysés, solution de continuité de la moëlle des tubes nerveux ; c'est la modification universellement remarquée dans les paralysies subites et instantanées comme dans celles qui arrivent lentement, progressivement.

La paralysie peut s'étendre à tout le corps, alors elle est générale, plus souvent elle occupe une moitié du corps, c'est l'hémiphlégie; ou les membres inférieurs, c'est la paraphlégie et parfois se contente de suspendre le fonctionnement d'un organe.

Les traités de pathologie s'étendent longuement sur les causes de la paralysie ; en essayer le résumé est une tâche aride de laquelle il est difficile de tirer des conclusions pratiques.

Une seule chose a fixé mon attention dans les cas que j'ai pu étudier d'expérience ou dans les ouvrages des spécialistes, il y en a peu où le froid ne soit constaté.

Le froid exerce son action par le resserrement et la contraction des parois de tubes nerveux, ce qui prépare la solution de continuité de la moëlle intérieure. Si la solution ne permet aucun rapprochement, la paralysie est complète et sans remède, ce qui est rare. Souvent, tous les tubes nerveux qui composent le faisceau d'un nerf ne sont pas également touchés, alors il y a paralysie incomplète partielle. Très souvent, au lieu d'une solution de continuité, la moëlle prend une forme variqueuse, et entre chaque renflement, l'intervalle peut être plus ou moins accentué, ce qui produit difficulté de mouvement ou douleurs passagères.

Mais le froid n'exerce ses effets désastreux

qu'en certaines circonstances, qu'il est difficile de préciser.

Un froid transitoire, passager, de peu de durée, sur un sang fort, loin d'avoir des effets nuisibles, aide à la circulation ; sur un sang fort, abondant, il n'y a pas de prise à l'algidité, la chaleur du sang s'oppose au refroidissement des tubes nerveux ; dans un travail pénible, une marche forcée, un sang vigoureux et bien conditionné peut impunément braver les intempéries des saisons.

Si, au contraire, l'organe est au repos, sans mouvement, pour précipiter la circulation et développer la chaleur, c'est alors que l'influence algide réduit d'un tiers ou de moitié le diamètre des tubes nerveux et en diminue l'activité et prépare les désastres causés par l'apoplexie et les congestions sanguines.

Les rétrécissements du froid, les solutions de continuité complètes ou incomplètes, les formes variqueuses de la moëlle des tubes nerveux ne disparaissent pas au premier contact de la chaleur ; la nature demi-solide de la moëlle s'y oppose, la continuité de cette moëlle ne se rétablit que lentement ainsi que l'activité des capillaires et de tous les petits vaisseaux qui en dépendent.

Pendant que les petits vaisseaux de transition sont à demi rétrécis, que les grosses artères peu influencées par les variantes de température, continuent à déverser l'ondée sanguine, il y a vite cumul et congestion du sang. La force du sang, équivalente à une colonne d'eau de 2 mètres, la pression devient considérable.

Il y a dans les vaisseaux capillaires, les veinules, les tubes nerveux, des ruptures, des déchirures que l'on voit flotter quand les constatations et les études microscopiques se font dans un liquide transparent.

Les congestions sanguines sont plus dangereuses et plus fréquentes dans les régions où les vaisseaux du sang et les tubes nerveux sont plus fins et plus délicats ; c'est ainsi que les épanchements au cerveau, aux poumons, sont plus fréquents, bien qu'ils puissent avoir lieu dans tous les autres organes.

En plus des lois physiques du froid, qui réduisent le diamètre des vaisseaux sanguins et des tubes nerveux, il y a l'influence morale qui peut beaucoup pour le rétrécissement ou la dilatation des vaisseux et des tubes nerveux. La moindre émotion attire ou repousse le sang des joues, les fait rougir ou pâlir, et personne n'ignore qu'une forte émotion provoque le frisson, le claquement des dents et tous les phénomènes d'un froid glacé. Souvent ces émotions compliquent les apoplexies d'une manière fâcheuse.

Il est évident, d'après les explications données, que le remède aux paralysies est de rétablir l'organe atrophié ou congestionné dans une température ordinaire, afin de rappeler par la dilatation calorique les vaisseaux et tubes nerveux à leurs dimensions primitives, ce qui n'est pas toujours facile, surtout quand cette sensation algide n'est pas pénible ; souvent, la personne s'y complet, aime le froid, le recherche, et à nombre de malades, il faut user presque de violence pour les entretenir

dans une chaleur suffisante. Grâce, grâce,
me disait un jeune homme affligé de paralysie générale ; les souffrances de l'enfer
ne sont pas plus douloureuses que celles
que vous me forcez à subir avec tant de
vêtements et de couvertures.

Et après quelques jours cet état anormal
avait disparu instinctivement, il recher-
chait la chaleur et évitait le froid, à partir
de ce moment l'amélioration a commencé
pour entrer en bonne voix de guérison.

Pour ramener la chaleur dans un membre paralysé et atrophié, le traitement est
souvent long et difficile. Il faut parfois des
jours et des semaines pour obtenir une légère amélioration, mais toute amélioration est un gage certain de guérison.

La cause de cette lenteur dans le traitement, outre celle déjà indiquée précédemment, est la dénaturation des parois des
tubes nerveux sous l'influence algide prolongée, ces parois rétrécies pendant un long
temps, subissent dans leur texture des ré-
tractions qui persistent, et qu'il est difficile de rétablir en leurs dimensions primitives.

C'est alors que le massage peut intervenir d'une manière vraiment utile et ne saurait être remplacé.

Obtenir d'abord de la chaleur, le maximum de dilatation, puis froisser 7 à 8 fois avec la partie palmaire des doigts légèrement et doucement, l'organe souffrant dans toute sa longueur. Le moyen pratique est de faire ce froissement sous l'eau chaude, ou sur de la flanelle trempée chaque minute dans une eau chauffée de 60 à 70 degrés.

Pour la poitrine et le cerveau, se contenter de faire le massage autour de l'organe, la circulation ainsi activée en dehors et en dedans donne de bons résultats.

Ce massage, en agissant sur les tubes nerveux, exerce son influence ambiante sur l'organe au complet, artères, veines, capillaires, autant que cela peut leur être utile, et c'est la raison qui a présidé au choix de ce massage, qui peut être utile à tous les organes sans nuire à aucun.

D'aucuns diront, c'est toujours le même; Eh mon Dieu, oui, le but est le même,

inutile de varier les moyens. Tout comme
dans le métier de blanchisseuses, pour purifier le linge, c'est le même mouvement
de frottement du linge entre les doigts et
les mains, qui se fait depuis des siècles,
sans suceptibilité de changement et d'amélioration.

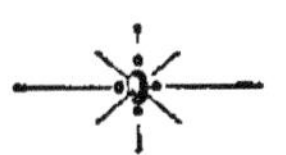

NÉVRALGIE

La névralgie, d'après l'étimologie du mot, serait une douleur nerveuse des nerfs sensitifs.

La névralgie affecterait de préférence les nerfs superficiels, tandis que le rhumatisme serait pour les nerfs profondément situés. Mais névralgie et rhumatisme se confondent très souvent, la distinction a peu d'importance et le traitement est identique.

Dans la névralgie nous retrouvons les mêmes causes que le rhumatisme sur le système nerveux, la solution de continuité plus ou moins complète de la moëlle des tubes nerveux.

Le mécanisme de la sensation de la température serait quand la main touche un corps froid, que les papilles nerveuses de la main se refroidissent, se rétrécissent et

donnent cette sensation algide, généralement pénible et qui devient douloureuse si
le froid est bien prononcé.

Egalement, si la main touche un corps
chaud, les papilles nerveuses s'échauffent,
se dilatent et procurent une sensation agréable si la chaleur est modérée, mais pénible, si le chaud est trop accentué.

Les nerfs se terminent à la périphérie,
par des anses de retour ou plus fréquemment par des extrémités libres ou le filet
nerveux central, dépouillé d'enveloppe,
s'épanche en une sorte d'atmosphère nerveuse à l'extrémité de chaque tube nerveux.
Leur grand nombre est la cause des sensa-
tions aussi multiples que variées que nous
éprouvons à chaque instant.

Les plus pénibles et les plus douloureuses
sont celles que nous éprouvons des extrêmes
de température, le froid et la chaleur.

Le froid est une dénomination relative,
c'est l'absence de la chaleur, le même froid
en degré centigrade sur le thermomètre
n'a pas les mêmes inconvénients aux différentes époques.

En été quand la température est de 20 à 25 degrés, que les pores, les vaisseaux sanguins, les tubes nerveux sont dilatés, une température de 12 à 15 degrés peut très bien causer une névralgie douloureuse, tandis que pendant l'hiver cette même température de 12 à 15 degrés peut procurer un soulagement si la température ordinaire est de quelques degrés au-dessus de zéro.

Les effets du froid sont en raison de l'opposition qui existe entre la température ordinaire d'un organe et celle de l'air ambiant, courant venteux, milieu humide,

Outre l'action du froid, il y a encore bien d'autres données et conditions dont il faut tenir compte. Ainsi, si le sang est en mouvement il maintient la température du nerf à son niveau et la solution de continuité de la moëlle ne se produit pas également si le sang est fort et bien conditionné, c'est pourquoi on constate que les névralgies affectent de préférence les tempéraments faibles, les personnes placées dans des situations sans mouvement,

Il y a aussi les récidives, les tubes nerveux

rétrécis pendant un certain temps, ont une tendance ou plutôt une facilité à être rétrécis à nouveau sous la moindre influence algide. Une personne sujette aux névralgies devra porter un soin minutieux sur le vêtement. Bien des névralgies faciales, dentaires, frontales, occipitales, viennent de ce que le front, la partie supérieure de la tête, la nuque surtout, ont été trop longtemps dénudés, exposés au froid, à un courant d'air, à une humidité prolongée.

Il n'y a pas possibilité d'établir des règles précises pour le vêtement et la chaleur; c'est à chacun à étudier sa nature. S'il est d'un tempérament fort, de bonne nutrition avec travail mouvementé au grand air, l'échauffement du sang le dispense de bien des précautions.

Au contraire, une nature délicate, sans appétit suffisant, avec travail peu mouvementé a besoin de veiller davantage sur le vêtement et les inconvénients dn froid.

D'une manière générale, tous se trouveront bien de ne jamais demeurer un long temps sans mouvement, sous une influence froide et humide.

Un froid transitoire, passager n'est pas nuisible ; ce sont au contraire ces transitions de peu de durée, qui activent le plus la circulation du sang. Les vaisseaux successivement rétrécis, dilatés forment la base du traitement d'hydrothérapie par l'eau chaude et l'eau froide.

L'eau froide est plus énergique, mais aussi plus dangereuse; il faut que la réaction, le retour à la chaleur, puisse se faire vite. Dans les établissements de bains, on la provoque par des massages, des frictions au gant de crins, très souvent cela ne suffit pas. Toute personne qui n'est pas très forte, qui n'est plus jeune, doit se tenir en garde contre les grands bains froids, les draps mouillés; l'eau froide ne doit être employée que dans l'espace de quelques secondes. Huit fois sur dix, l'emploi continué d'eau froide donne de mauvais résultats, en raison des réactions qui ne peuvent s'obtenir assez vite et assez complètes.

L'hydrothérapie par eau chaude est moins dangereuse ; limitée à quelques parties du corps, elle peut rendre bien des services, à peu d'inconvénients ; c'est celle pronée pour aider au massage. Elle dilate les tubes nerveux et tous les vaisseaux, et permet d'obtenir de belles guérisons. Si les tubes nerveux sont rétrécis et paralysés depuis longtemps, une flanelle mouillée d'eau très chaude, de 60 à 70 degrés, pour amener la dilatation, puis le froissement du massage, ont raison de toutes les névralgies comme des atrophies.

Mais parfois, les cellules de la moëlle nerveuse n'obéissent pas aussi vite qu'on le désirerait au travail des doigts. Leur nature plus ou moins dense, la facilité avec laquelle plusieurs cellules se rapprochent l'une de l'autre, se séparent et prennent une forme variqueuse est la cause des résultats différents que l'on obtient des mêmes remèdes sur des névralgies qui paraissent identiques.

De tous les traitements des névralgies, le meilleur, sans conteste, est la chaleur unie au massage ; continués méthodiquement, ils seront couronnés de succès ; car, dans les névralgies, les solutions de continuités de la moëlle nerveuse qui ne permettent aucun rapprochement n'existent pas ou rarement. On les rencontre que dans les paralysies complètes et certains rhumatismes. Le traitement des névralgies est plutôt de minutie, de précaution, de prévoyance que d'emplois chimiques d'onguents et de frictions. Veillez aux transitions brusques de température, que le mouvement et la chaleur du sang maintiennent les tubes nerveux, et surtout leurs extrémités, dans les conditions normales, et bien des souffrances et des désagréments vous seront épargnés dans le cours de l'existence.

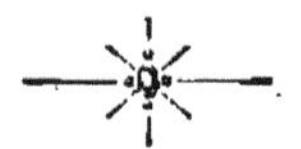

NEURASTHÉNIE

La neurasthénie est une fatigue du système nerveux et provient de la tension prolongée à l'excès du courant nerveux. L'action des nerfs, comme celle des muscles, est essentiellement intermittente, ou plutôt l'intermittence du muscle provient de l'intermittence des tubes nerveux, puisque le muscle, séparé des tubes nerveux de la moëlle épinière ou du cerveau, est incapable de se contracter.

Cette fatigue proviendrait de l'épuisement momentané du fluide des cellules nerveuses, faisant office d'éléments positifs et négatifs dans le courant nerveux.

Le remède à cette fatigue nerveuse, est le repos qui aura toujours une action bienfaisante, mais qui, en plusieurs circonstances, n'est guère possible ni facile.

Ensuite la diversion, chaque faculté mettrait en jeu des tubes nerveux différents ; la tension, l'action des uns, serait le repos des autres. ce qui est d'un fréquent usage dans la vie pratique où l'on se repose d'une fatigue par un travail différent.

Le troisième moyen de soulager la neurasthénie serait la circulation du sang. Un sang fort, puissant, bien conditionné, redonne vite, par les capillaires, les veinules, aux cellules nerveuses momentanément épuisées, leurs propriétés électriques positives ou négatives. Mais si la fatigue, l'épuisement, a été trop prolongé, les cellules ne réparent pas facilement les parties de substance dépensées lors du fonctionnement du nerf. Un sang faible, de composition défectueuse, dénaturé par un traitement chimique ou une nutrition insuffisante, ne peut redonner aux cellules nerveuses ce qui leur manque pour un fonctionnement régulier, pondéré. Il y aura alors défaillance ou action exagérée du système nerveux, ce qui constitue la faiblesse, la sensibilité nerveuse et la longue série des névroses.

Ce qu'il y a de certain, c'est que c'est du sang, que les nerfs comme les autres organes tirent leur vitalité et leur activité. Mais quelle est la partie du sang utilisée pour les cellules nerveuses ? Ce serait surtout l'oxydation du sang qui, en dégageant la chaleur, redonnerait du fluide vital aux cellules nerveuses, leur électricité spéciale. Et l'oxydation n'est normale et complète qu'avec un sang bien conditionné. Personne n'ignore que toutes les maladies de consomption, diabète, albuminerie, maladie de Brigth, viennent d'assimilation de digestion, d'oxydation incomplètes. Les organes ne fonctionnent pas suffisamment pour que le sang qui les anime et les vivifie subisse les transformations ordinaires. Chaque organe doit puiser dans le sang ce qui est nécessaire à sa formation, son entretien, son renouvellement, et le reste être converti en acide carbonique et en eau. Dès lors que les organes ne sont plus capables de faire subir au sang des décompositions complètes, il y a vite excés d'albumine, de sucre, d'acide urique, et cette série infinie de matières hétérogènes causes des innombrables maladies qui affligent l'humanité.

Ce qui a le plus à souffrir de cette faiblesse du sang c'est le système nerveux ; souffrances qui pour n'être pas apparentes et visibles à l'œil, n'en sont pas moins réelles, douloureuses, et la source de nombreux ennuis.

En différents endroits nous avons parlé de l'influence du massage sur le sang, il est inutile d'y revenir.

Les fatigues du système nerveux, les malaises de tête, les surmenages, les dérangements du cerveau, les restes de méningites ou de fièvres cérébrales insuffisamment traitées, les embarras qui proviennent de paralysies instantanées ou progressives, sont toujours améliorés et souvent guéris par le massage.

La méthode qui réussit le mieux, est de former avec l'extrémité des doigts une série de bourlets que l'on froisse 7 à 8 fois légèrement avant de changer de place, jusqu'à ce que le sang abonde à l'épiderme, ce qui se constate à la sensation de chaleur.

Avoir soin de bien fouiller avec les doigts, toutes les parties charnues de la figure, du front, des paupières supérieures, inférieures, des lèvres, du menton, profondément les oreilles avec leur pavillon, puis, travailler les muscles du cou et de l'épine dorsale, en formant un bourlet de chaque côté du rachis, que l'on froisse en toute longueur pour activer la circulation, amener la chaleur à l'épiderme et ainsi raviver le fluide vital et redonner aux cellules nerveuses de la moëlle une énergie nouvelle.

Si maintenant des restes de congestion ou un surmenage prolongé avaient trop affaibli le cerveau, le massage serait beaucoup aidé par l'immersion dans l'eau froide (1), pendant 3 ou 4 secondes de la

---

(1) L'eau froide peut être employée impunément avec avantage au sommet de la tête et au front, aux extrémités des pieds et des mains ; aux autres parties du corps, à la nuque surtout les inconvénients seraient plus fréquents.

partie supérieure de la tête et du front. Il est nécessaire que l'eau soit froide et pas seulement adoucie, si, en raison de la température élevée, l'eau ordinaire manquait de fraicheur, il faudrait, au moyen de la glace qu'il est facile de se procurer en toute saison, la ramener à 10 ou 12 degrès ; l'eau de puits donne toute satisfaction.

A l'aide de ces deux moyens, l'eau froide au front et le massage, il est possible de fortifier les cerveaux faibles et fatigués et plusieurs personnes m'ont assuré avoir supporté à l'aide de ces deux moyens une fois le jour, un travail double sans fatigue.

Un enfant de 12 ans, dont le système nerveux, dès le bas âge était très délicat, qui à la moindre émotion sous le plus faible effort d'application perdait la tête, délirait avec inconscience complète, sous les heureux effets de ce double régime, a vu son système nerveux encéphalique se fortifier, a pu fréquenter l'école régulièrement et est devenu l'un des plus forts et des plus intelligents de son âge.

Si maintenant les douleurs de tête provenaient d'une névralgie faciale, outre le massage, il faudrait ramener la chaleur en couvrant la tête pour y maintenir une sorte de moiteur, qui permette à la moëlle des tubes nerveux de reprendre la continuité, d'un cours normal.

Nous retrouvons ici, les mêmes causes que les rhumatismes et les névralgies; la solution complète ou partielle d'un certain nombre de tubes nerveux qui sont ramenés, à l'état primitif par la chaleur et massage, traités ailleurs avec détail.

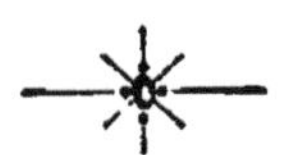

CONSTIPATION & DIARRHÉE

Il ne sera point question des dérangements intestinaux temporaires ou accidentels produits par les ingrédients chimiques,
mais seulement des affections de l'intestin
passées à l'état chronique.

La constipation aurait deux causes principales, activité trop grande de la digestion
et défaut de liquide dans l'alimention.

Dans la constitution de l'organe humain,
il y a des nuances à l'infini. Certaines personnes avec une quantité moitié, un tiers
de nourriture ont un entretien parfait, à
même de suffire aux travaux les plus pénibles, d'autres, avec une quantité double,
dépérissent, sont incapables de tout emploi.
Cela tient au bon état des chylifères des
villosités et de tout le réseau vasculaire in-

testinal. Si le système digestif et d'absorption est trop actif, il y a alors constipation, difficulté d'évacuation, dessèchement des détritus dont le séjour prolongé appelle l'échauffement.

Cette activité exagérée vient de la constitution elle-même de l'organe et surtout des nerfs du grand symphatique. Ce qui augmente l'activité nerveuse serait l'oxydation plus rapide des aliments et un développement plus considérable de chaleur intestinale, chaleur entretenue par l'échauffement des matières stercorales et qui augmente la tonicité des villosités et des capillaires extrêmement déliés de la muqueuse intestinale.

Deux causes agiraient ici réciproquement l'une sur l'autre, la chaleur et le sang développent l'activité nerveuse et les nerfs appellent la chaleur et le sang

Cette théorie qui demanderait à être étudiée plus à fond se trouve appuyée de bien des faits. Ainsi, certaines personnes sont constipées à chaque voyage pénible ou au lendemain d'un travail laborieux qui exige une augmentation de la circulation du sang et de l'activité du système nerveux.

Le remède serait un liquide rafraîchissant et le massage de l'entérite et de ses contenus, afin de répandre l'influence de l'oxydation et du calorique dans toute l'étendue intestinale.

Le massage, après le repas, raviverait l'activité de la digestion et pendant un certain temps favoriserait la constipation, tandis que le massage en dehors de la période digestive deux fois la semaine, procurerait une régularité difficilement obtenue par d'autres moyens.

Des personnes de 70 ans, dont l'infirmité datait de 40 ans, ont éprouvé après quelques massages un soulagement qui a persévéré.

Une autre cause de la constipation serait le défaut de liquide, de matière aqueuse dans l'alimentation. Il faut qu'il entre dans la ration quotidienne une certaine quantité de liquide, sa mesure serait la marche régulière des évacuations.

Une nourriture bien conditionnée à l'estomac et à l'intestin doit comporter des solides bien mastiqués par le travail dentaire et une quantité de liquide suffisante pour que le mélange du chyme soit facile et complet.

Il ne faut pas que la salive, les sucs gastriques, la bile, qui ont une part prépondérante dans la digestion, soient noyés dans une abondance de nourriture et de liquide, qui leur ote une partie de leur efficacité et prolonge le travail de la digestion. Mais il y aurait des inconvénients aussi considérables, si le mélange stomacal était gêné par des aliments solides trop compacts.

Une nourriture où les viandes auraient une grande part, exigera beaucoup plus de liquide qu'une nutrition de légumes aqueux.

Le sucre comme aliment thermogène, avec un peu de liquide est utile aux personnes faibles, âgées, neurasthéniques, il est du reste d'un emploi fréquent et ne saurait l'être trop, tout comme le vin il ne saurait nuire aux tempéraments constipés le mélange de vin et de sucre serait plus utile dans la diarrhée.

Les personnes qui ont à craindre cette infirmité se trouveront bien d'adopter un régime aqueux et une quantité de liquide suffisante pour procurer à intervalle régulier, à heure fixe, des évacuations faciles. Mieux vaut une modification heureuse de la nourriture, recherchée pendant quelque temps, que les légers purgatifs ordinaires, fort recommandés et qui sont loin de ne pas être nuisibles.

Les dérangements par excès de circulation sont fréquents dans l'intestin.

La cause en serait souvent nerveuse, provoquée par une paralysie momentanée des nerfs qui donnent de la tonicité aux muqueuses de l'intestin.

Les tubes nerveux qui proviennent du grand sympathique ont pour fonction de donner de la tonicité aux villosités et à tous les vaisseaux de l'intestin, c'est-à-dire de les maintenir dans un certain degré de contraction naturelle qui leur permette de retenir les parties assimilables de la digestion qui doivent pénétrer par endosmose dans le réseau capillaire, veineux et chylifère.

La paralysie en suspendant ou en diminuant le courant nerveux qui relie ces nerfs au grand symphatique et à la moëlle épinière, source de leur activité, laisse les liquides des villosités et des muqueuses couler librement. Tous les nerfs sont rarement paralysés ensemble, il n'y en a qu'une partie, c'est la raison des diarrhées incomplètes.

Les causes les plus fréquentes de paralysie seraient le contact de certains sels ou substances salées ; les compositions chimiques végétales et minérales qui auraient la propriété de rétracter les tubes nerveux ; les maladies de la moëlle épinière qui amènent des paralysies complètes et laissent un écoulement continuel.

Mais la plus fréquente est l'influence algide. La plupart du temps les diarrhées ordinaires, à l'état chronique, n'ont pas d'autre cause qu'un froid prolongé ; souvent ces diarrhées persistantes cèdent au réchauffement d'une ceinture de flanelle.

C'est la première tentative de guérison

qui doit être faite de cette infirmité fort gênante.

Le massage sur flanelle imbibée chaque minute d'eau très chaude, réussit très bien. Le remède doit être continué quelque temps à cause de la demi-solidité de la moëlle nerveuse et, quand un bon effet est obtenu, ne point le laisser disparaître par une nouvelle impression algide.

Nous sommes amenés naturellement à juger les innombrables purgatifs pompeusement annoncés dans tous les journaux. Ils peuvent avoir leur utilité en de rares circonstances, au début de fièvre ou de maladies dangereuses, qu'il faut aller vite ; mais en principe on ne doit jamais se purger. Si vous avez l'estomac, l'intestin fatigués, fonctionnant mal, une privation d'un tiers, de moitié de nourriture, plus de liquide, moins de solide dans l'alimentation avec le même travail, ramèneront sans danger l'estomac, l'intestin à l'état normal Ces organes sont essentiellement actifs, les mouvements péristaltiques s'opèrent toujours, et ils se débarrassent beaucoup mieux d'eux-mêmes que par les purgatifs.

L'abus des purgatifs et des paralysies successives affaiblit l'influence nerveuse, mais surtout les tissus des muqueuses de l'intestin, qui perdent peu à peu leur leur épaisseur, leur vitalité, au point de ne pouvoir remplir qu'imparfaitement leurs fonctions.

Au sujet des aliments qui déplaisent, sans doute les caprices d'enfant doivent être combattus; mais il y a des répugnances de nourriture qui ne sont point question de goût, mais répulsion d'estomac contre lesquelles il est inutile de lutter. Certaines personnes ne peuvent supporter la graisse, qui est de digestion impossible; ceci vient de ce que les glandes qui distillent la bile, qui doit émulsionner la graisse, ne fonctionnent pas, inutile d'insister ; également pour les autres aliments, si les sucs gastriques ou biliaires nécessaires à leur dénaturation font défaut.

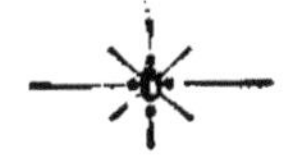

RHUMATISME

Le Rhumatisme affecterait plutôt les organes profondément situés, mais il ne faudrait point attendre de définition précise avec toutes les confusions qui existent dans les auteurs qui ont traité ce sujet.

Le rhumatisme porte également sur les nerfs sensitifs et moteurs, et se manifeste par la douleur et la gêne des mouvements.

Généralement on peut rapporter le rhumatisme à trois causes principales :

La première serait la solution de continuité de la moëlle des tubes nerveux sous une influence algide prolongée, c'est la même cause longuement traitée ailleurs, c'est aussi la même manière de traiter et de guérir par la chaleur et le massage par froissement.

Il est facile de comprendre que la guérison est plus lente, quand les nerfs sont profondément situés, et sur les personnes d'embonpoint qui ont les muscles et la couche adipeuse développés.

Il y a danger que le léger massage n'atteigne point les organes, tandis que s'il est fort et énergique, il presse les organes en tous sens, sans amélioration ; dès lors, il y aurait avantage à employer le traitement par la chaleur.

La seconde cause des rhumatismes est la concrétion en cristaux des acides du sang, surtout de l'acide urique.

Si une digestion se prolonge, à cause de la fatigue, de l'engorgement des villosités intestinales, produits par un excès de nourriture, abondante, épicée, trop forte, il y a alors formation d'acides qui varient suivant la nature des aliments et les longueurs de la digestion (1),

Ces acides se mêlent au sang et, à un certain degré de concentration, se forment

---

(1) La digestion qui devrait se faire dans les 8 ou 10 heures met souvent plusieurs jours, et on a retiré de l'estomac, après 4 jours, des parcelles de nourriture en putréfaction mais encore reconnaissables.

en cristaux. Les cristallisations se fixent d'ordinaire dans les articulations et les muscles, parce que les capillaires y sont petits, plus nombreux et que le sang y séjourne pour préparer l'endosmose du plasma.

Dans l'endosmose, l'eau du sang est plus attirée que l'acide, qui se concentre et forme, sous l'influence de la température du corps, ces cristaux en aiguille ou aux aspérités aigües, cause de gonflements énormes, d'enflures douloureuses et d'intolérables souffrances, avec impossibilité de mouvement durant de longues semaines.

Le remède à cette infirmité, qui porte nom de rhumatisme goutteux, consisterait à fondre ces cristaux, à les éliminer du sang et à en empêcher la formation.

Mille remèdes ont été préconisés avec autant d'insuccès les uns que les autres, certains ingrédients au début débarrassent le sang d'un acide, pour y former à sa place un autre aussi nuisible.

Quand l'économie du corps a une disposition à former certains acides, il est difficile de modifier cette tendance.

Les personnes qui ont à souffrir de la goutte et des rhumatismes goutteux, doivent se soumettre à un régime approprié aux organes de la digestion, user d'une nourriture proportionnée, en quantité et en qualité, aux travaux, aux occupations et aux dépenses ordinaires du corps, puis aider la digestion et la circulation par le massage de tout l'intestin.

Les digestions insuffisantes, incomplètes, peuvent provenir d'une dilatation d'estomac qui ralentit la digestion, de la formation dans le foie, le pancréas, d'une bile insuffisante pour l'émulsion de la graisse et des autres parties du chyme et surtout de la non activité de l'intestin grêle. Aucun remède n'a prise sur ces organes comme le massage.

Le grand nombre des vaisseaux de l'intestin, leur délicatesse, la facilité d'écoulement de leur contenu par un léger froissement, obligent, pour régulariser, pour compléter une digestion d'une manière certaine, à user d'un massage très-léger, d'une durée de quelques minutes au plus, deux fois la semaine.

Je crois pouvoir affirmer que tous les rhumatismes goutteux, les diabètes, les albumines, éprouveront, par un massage méthodique, une guérison sans crainte de rechute.

Une troisième cause des rhumatismes qui, sans être commune, se rencontre assez fréquemment, c'est un abcès dans la partie thoracique ou intestinale, situé de manière à se dérober au toucher et à l'auscultation; souvent ces abcès se logent entre les lobes du foie et, d'une densité à peu près égale, sont difficiles à découvrir et à constater. Enveloppés de tuniques plus ou moins durcies et enkystées, ils sont des années à causer de sourdes douleurs, avant de se frayer un passage au dehors.

Les douleurs sourdes, persistantes et pénibles, viendraient de la pression, que les difficultés de la circulation sanguine et lymphatique exerceraient sur les tubes nerveux, et peut être aussi de l'intérieur de la moëlle des tubes nerveux sensitifs, qui serait altérée par infection comme il arrive dans les névralgies des dents cariées et gâtées.

Le remède au début serait le massage,
qui ferait certainement avorter l'abcès,
mais rarement on le soupçonne ; sa
présence n'est connue que par ses effets
et, lorsqu'une opération chirurgicale est
indispensable pour vider l'humeur dénaturée, et enlever toutes les couches enkystées.

Ici encore, le massage rendrait service ;
pratiqué de 5 à 20 centimètres autour de
l'abcès, il aiderait les vaisseaux d'apport et
de retour du sang, dans l'élimination des
résidus morbides et préparerait une guérison toutes les fois qu'elle serait possible.

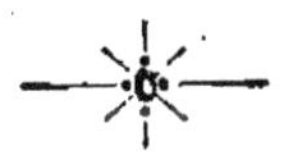

LE CORYZA

Le rhume de cerveau est une légère affection sans gravité, mais fort ennuyeuse. La cause résiderait dans la paralysie des ganglions du nerf grand sympathique, qui a pour fonction de donner la tonicité aux muqueuses, c'est-à-dire d'entretenir la contraction ordinaire des muqueuses nasales ; cette contraction n'existant plus il y a écoulement continuel du mucus nasal.

Généralement le coryza est accompagné d'une sensation algide bien prononcée sur les côtés, frontal, pariétal ou occipital de la tête, même quand il survient aux températures estivales ou d'automne.

Le froid resserre les tubes nerveux, provoque la solution de continuité de la moëlle intérieure, et le fluide vital se trouve suspendu ; rarement la solution de continuité est complète, tous les filets

nerveux qui restent sont toujours indépendants, sont universellement atteints, ce qui
explique l'écoulement plus ou moins abondant du mucus nasal.

Le remède est celui des névralgies ; la
chaleur et le massage.

La chaleur, pour distendre les tubes nerveux et aider au rapprochement des molécules de la moëlle nerveuse, et le massage
pour amener l'afflux du sang, en précipiter
la circulation et faire disparaitre les solutions de continuité ; l'état demi-solide de la
moëlle fait souvent attendre ce rapprochement nécessaire, et chacun a pu constater
que, même avec une chaleur très forte, la
sensation prononcée du froid persiste dans
une partie quelconque de la tète. Ce n'est
que quand cette algidité a disparu depuis
quelques heures que l'écoulement est suspendu. Pratiquement, se maintenir à une
température assez élevée de 20 à 22 degrés,
s'envelopper la tète de manière à provoquer
un état de moiteur générale et opérer le
massage par froissement en formant des
bourlets du cuir chevelu et de toutes les

parties charnuës de la tète, de la figure et du cou, chaque demi - heure ou chaque trois quarts d'heure.

Je n'ai jamais rencontré de coryza ayant résisté plus d'une soirée au double traitement du chaud et du massage, chose facile et à la portée de tous.

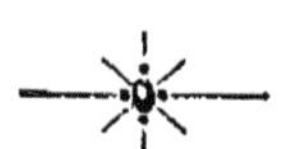

TROISIÈME PARTIE

MASSAGE DES CICATRICES

L'un des plus curieux effets du massage est de faire disparaître toutes les cicatrices; c'est aussi l'une des précieuses découvertes de la médecine moderne.

Afin d'éclairer cette question des cicatrices, quelques notions d'histologie et de physiologie sont nécessaires sur la formation et le renouvellement de l'épiderme.

L'épiderme, les ongles, les cheveux, la barbe sont en formation continuelle; toute la vie ces organes se reproduisent, et même il semble que la puissance vitale de ces organes se prolonge, après ce que nous appelons la séparation de l'âme et du corps; puisque, même sur le cadavre, à l'abri de l'infection et de la décomposition, dans le cercueil, la formation des cellules continue, les ongles et les cheveux poussent et se développent et il est très probable que la formation de l'épiderme n'est point arrêtée.

La production de l'épiderme a lieu par les cellules qui se dédoublent successivement dans le derme. Primitivement ces cellules sont identiques et de forme sphérique et, suivant les divers organes, prennent une forme variée ; tubulaire pour les cheveux et la barbe, aplatie, imbriquée pour les ongles et la corne, et polygone pour l'épiderme.

Une cicatrice provient donc de cellules qui ne sont pas développées dans leur forme normale, régulière, qui ont été dérangées dans leur forme par la crûote ulcéreuse ou la solution de continuité d'une opération chirurgicale ; or, comme la reproduction se fait des cellules intérieures, nouvelles, qui repoussent les anciennes, elles ont une disposition à modeler leur forme sur celles qui les précèdent et, si les cellules extérieures sont aplaties, défectueuses, les cellules nouvelles le seront également et prendront cette

teinte aplatie, luisante, si désagréable, qui
constitue le tissu des cicatrices.

L'expérience nous apprend que le travail
des doigts ramène toutes les cellules
déformées à leur état naturel, primitif, et
ainsi assure la disparition complète de
toutes les cicatrices anciennes et nouvelles,
qu'elles proviennent de brûlure, de suppuration, ou de toute autre cause, dans un
temps relativement restreint, si le massage est fait avec la délicatesse que
comporte les tissus et l'habileté d'un peu
d'expérience pratique.

Plusieurs personnes m'ont écrit avoir
obtenu des résultats au commencement,
mais que plus tard le massage ne réussissait
plus aussi bien.

Dès lors que l'épiderme a été amélioré
par le massage, rien ne doit s'opposer à
ce qu'il le soit entièrement. Il aurait fallu
changer la manière de travailler la peau,
au lieu du simple froissement, employer
l'extrémité de trois doigts pour soulever
l'épiderme, en cherchant à maintenir aux
cellules primitives la forme sphérique, au

lieu de celle aplatie qu'elles avaient des dispositions à prendre.

Les frictions, les pressions, ne réussissant pas, elles étendent plutôt la cicatrice au lieu de la faire disparaitre.

Les froissements trop forts et trop fréquents provoquent la sensibilité et ne donnent aucun résultat.

Puis, il y a des personnes qui perdent vite patience et se découragent facilement.

La réalité est qu'il est facile de diriger la reproduction de l'épiderme avec une précision presque mathématique. Le renouvellement complet de l'épiderme est fréquent en bien des organes, il se ferait chaque 5 ou 6 semaines ; le comble de l'habileté serait pendant cet intervalle de faire disparaître les cicatrices et de ramener l'épiderme à sa forme normale et primitive.

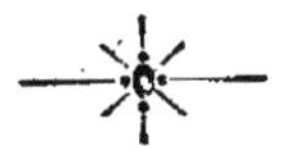

MASSAGE DES LENTILLES

Un visage, pointillé de grains de rousseur, ne perd rien, sans doute de sa valeur intrinsèque, cependant, il est plus agréable d'avoir une figure nette et de faire disparaître par le massage ces taches qui otent toute expression à un visage correct et bien proportionné.

Les lentilles ne font leur apparition que vers un certain âge et aux approches du printemps et de l'été.

Un léger froissement de l'épiderme, assez délicatement fait pour ressembler à une série de caresses, aurait vite raison de ce pointillé à mesure qu'il apparaît. Ces caresses, répétées trois ou quatre fois par jour, auraient la propriété de régulariser la forme et le renouvellement des cellules à mesure qu'elles prennent leur place dans la couche protectrice du derme,

Sur un épiderme jeune, gonflé de sang, en plein travail de développement, le succès serait rapide et complet si le massage était fait avec la partie palmaire des doigts autour des yeux, sur le front, les joues, de manière à bien travailler toutes les cellules dès leur formation dermique.

La durée du traitement serait proportionnée à l'habileté et à la délicatesse du massage, plutôt qu'à l'ancienneté des lentilles et à la déformation de l'épiderme.

Le renouvellement de l'épiderme est très actif; à chaque lavage de la figure et des mains, ce qui dépose au fond du vase, ce sont les débris des cellules de l'épiderme qui se détachent pour faire place à d'autres plus récentes; les nouvelles se placent en dessous pour repousser en dehors les plus anciennes. Un massage vraiment habile et bien compris devrait, en suivant et en dirigeant bien le développement des cellules, leur redonner leur beauté primitive, parfaite, dans un renouvellement complet de l'épiderme; ce serait l'idéal, mais, n'obtiendrions nous qu'un vingtième d'effets, les résultats seraient déjà consolants.

MASSAGE DES RIDES

Les rides proviennent du plissement de l'épiderme. Certaines habitudes y prédisposent souvent, les yeux faibles qui craignent la lumière, amènent la contraction des muscles de la face; également sous l'effort prolongé de la pensée, de la méditation, les rides s'étendent, s'accentuent, se creusent; puis, viennent les effets de l'âge, l'épiderme distendu par la couche adipeuse qui est le reflet de la jeunesse, se plisse lors de la disparition de l'embonpoint. Enfin les affections morales trop péniblement supportées et les mille ennuis qui composent la trame de notre vie, laissent successivement sur le front et la face bien conditionnés, ces traces longtemps regardées ineffaçables.

Mais des expériences ont été décisives et concluantes sur la possibilité de diriger avec les doigts la reproduction de l'épiderme.

Il est facile de prévenir la formation et d'assurer la disparition sans traces, ni nuances, de rides parfois si désagréables et si péniblement supportées.

Un massage extrêmement délicat de quelques minutes, trois à quatre fois par jour, rétablit l'épiderme en sa forme primitive, cependant avant tout il faut éviter les causes qui les ont produites, modifier les habitudes des plissements cutanés du front et du visage et, si l'émaciation y est pour une large part, chercher à la combattre par la nutrition et les moyens appropriés.

Le massage des rides doit tendre à développer, à tonifier les muscles du visage. Les plissements de l'épiderme suivent les contours des muscles, et prétendre travailler les rides de l'épiderme sans développer les muscles serait illusoire.

L'amélioration sera d'autant plus lente que les tissus seront plus appauvris et devront être reconstruits par une circulation active et prolongée du sang.

Le pincement léger avec froissement très délicat de trois doigts de la main donne les meilleurs résultats. _

Afin de traiter avec plus de douceur, faire usage de la partie palmaire et des secondes phalanges des doigts, que l'on peut suivant les occasions, recourber et utiliser sur les côtés. Autant que possible, travailler les muscles et l'épiderme dans tous les sens, afin que les vaisseaux capillaires nourriciers aient leur maximum d'activité. Les lignes horizontales du front devront être traitées en travers, en formant une série de bourlets verticaux que l'on froisse très délicatement en soulevant l'épiderme, le derme et les muscles dont l'épaisseur est variable.

Les lignes verticales qui aboutissent entre les yeux sont les plus difficiles à faire disparaître et doivent être traitées par le froissement horizontal.

Les pattes d'oie qui aboutissent au coin de l'œil, se trouvent mieux du travail de trois doigts, tandis que les lignes qui cernent les yeux se contentent de deux doigts.

Quant aux rides, allant des coins de la bouche à la joue, elles ont besoin d'être travaillées plus profondément.

Si les joues sont creuses et pâles, il est bon de les tapoter légèrement. Fermez la bouche et gonflez les joues très peu et, avec les doigts des deux mains, tapotez alternativement afin de faire monter le sang au visage et de donner de l'éclat au teint.

Ce massage relativement facile donne toujours des résultats, mais le succès complet exige une expérience que bien des personnes malgré leur ardent désir mettent quelque temps à réussir.

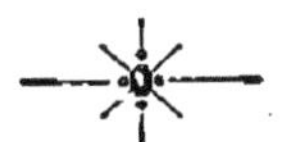

GOITRE

Plusieurs personnes affligées de goître simple ou double avec développement, non seulement de la glande thyroïde, mais aussi d'un grand nombre de ganglions lymphatiques autour du cou, ont trouvé dans le nouveau massage une guérison aussi prompte que complète.

Satisfaites d'un remède qu'elles avaient vainement cherché près de MM. les Docteurs et des Spécialistes, elles ont insisté pour que je rappelle, en cette seconde brochure, les heureux effets du massage spécial, sur un grand nombre de cas traités, pas un insuccès. L'âge, les conditions différentes, le tempérament défectueux, l'état chronique semblent avoir une minime influence sur le traitement et la guérison

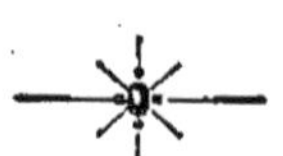

RECOMMANDATIONS ESSENTIELLES

Il y a beaucoup de bien à tirer du massage.

Chacun doit acquérir les notions essentielles pour le pratiquer sur soi-même ou sur les autres quand les circonstances ou la nécessité le demanderont.

Si vous êtes novice en tous points, étudiez avec soin la manière de placer les doigts, de froisser légèrement, avec l'idée fixe que tout massage douloureux est massage nuisible, et que la pression que vous exercerez, si délicate soit-elle, est encore dix fois trop forte, prolongez si vous le voulez une séance commencée, mais ne la répétez pas fréquemment.

Si vous avez déjà pratiqué le massage, débarrassez-vous d'abord des mauvaises habitudes, ce qui est difficile, très difficile ; que votre massage soit avec la partie palmaire des doigts et non avec l'extrémité, ce qui serait pincement et toujours douloureux. Jamais l'ongle ne doit effleurer l'épiderme; puis préparez votre massage en faisant prendre à l'organe la position la plus facile, la plus relâchée.

Si vous voulez augmenter les dimensions des vaisseaux d'un organe, amenez-les au maximum de dilatation par la chaleur, la flanelle chaude; si vous désirez, décongestionner un membre, dégager les vaisseaux ambiants à une assez grande distance.

Si, au contraire, il s'agit de réduire un squirre, un kyste, une partie durcie, former autour en dessous de la tumeur une série de bourlets. C'est la partie inférieure qui disparaît la première, c'est celle à travailler en premier lieu.

Après le massage, ne pas perdre les avantages obtenus, s'il s'agit des nerfs, d'une paralysie, d'une névralgie, qui ait nécessité l'emploi de la chaleur ; inutile de laisser l'organe se refroidir dans le milieu qui a causé son mal, car aussitôt le mieux disparaîtra et l'infirmité renaîtra.

Un monsieur de Paris que la chaleur et le massage avaient soulagé sérieusement d'une paralysie progressive, n'a rien de plus pressé que de prendre, sans être suffisamment vêtu, l'air froid du matin et du soir qui lui faisait grand plaisir ; nécessairement la paralysie devait reparaître pour continuer.

Si l'on veut se traiter seul, quelques notions d'anatomie, de physiologie sont grandement utiles pour régler l'opportunité, la durée, les intervalles, l'intensité du massage, avec méthode et assurance de succès. Cependant il y a certaines maladies simples, sans complications, qu'il est facile de traiter en suivant avec attention les conseils qui sont donnés.

Une personne qui n'avait obtenu aucun résultat du massage, en témoignait son étonnement. Je lui demande sa manière de procéder ; or, j'ai vu que cette personne n'avait établi aucune différence entre la pression, les longues frictions et le léger froissement. Elle frottait d'une façon étourdie le plus fort et le plus long qu'elle pouvait.

Si vous voulez masser, ayez le bon esprit d'établir une distinction entre les nombreuses variétés de massage, et si vous adoptez le massage par froissement, dites-vous bien que froisser c'est saisir un objet entre les deux mains s'il est volumineux, et entre les doigts s'il est de minime dimension; et, avec une série de mouvements alternatifs, d'en opérer le broyement plus ou moins fort, suivant que le massage doit être énergique ou délicat. Et, quand vous aurez bien saisi la vraie manière du massage, le succès viendra récompenser vos efforts et votre persévérance.

L'auteur de la présente brochure croit pouvoir garantir l'efficacité des méthodes et des traitements précédemment développés.

Aux blasés de théories et d'insuccès, il propose des arrangements à forfait; les soins seraient gratuits s'il n'y a pas de succès.

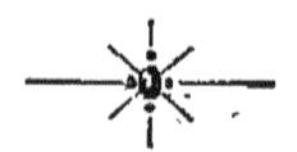

L'abbé MEIGNIEN reçoit fréquemment à Paris, **les Mercredis et les Jeudis,** *de 2 heures à 4 heures du soir.*

Il serait plus sûr de prévenir, **110, Rue Saint-Charles,** *chez Madame MARIVET, qui est chargée de continuer les traitements en son absence.*

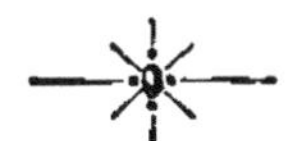

ERRATUM

1re page – en Xaintois et non Xantois.

Le chapitre traitant du rhumatisme devait être placé avant le chapitre traitant de la névralgie.

TABLE DES MATIÈRES

Iʳᵉ PARTIE

2ᵉ PARTIE

3ᵉ PARTIE

www.ingramcontent.com/pod-product-compliance
Ingram Content Group UK Ltd.
Pitfield, Milton Keynes, MK11 3LW, UK
UKHW021927070726
13614UKWH00001B/294